CONCERTO PARA QUATRO CÉREBROS EM PSICOTERAPIA

TERESA ROBLES

CONCERTO PARA QUATRO CÉREBROS EM PSICOTERAPIA

Tradução de
Manuel Angel Valencia Rodrigues

3ª Edição
Revisada

EDITORA DIAMANTE
Belo Horizonte
2008

INSTITUTO MILTON H. ERICKON DE BELO HORIZONTE
Rua Conde Linhares, 980 - Cep.: 30380-030 - Belo Horizonte / MG
Telefax: (31)3344-8447
E-mail: instituto@ericksonbh.com.br

REVISÃO DA EDIÇÃO ATUAL: Teresa Robles Ph.D.
TRADUÇÃO DE : Manuel Angel Valencia Rodrigues
REVISADO POR: Gustavo Mendonça
PROJETO GRÁFICO: Equipe da Editora Diamante

TÍTULO ORIGINAL EM ESPANHOL: Concierto para quatro cerebros en psicoterapia.
EDIÇÃO EM ESPANHOL: Alom Editores, S.A. de C.V.
ISBN: 968-6513-00-0
TEL.: 0052 8500-6161, 0052 8500-6262
0052 8500-6363 y 0052 5593-5875
E-MAIL: editorial@hipnosis.com.mx

Ficha Catalográfica elaborada pelas Bibliotecárias da FALE/UFMG

Robles, Teresa
R666c.Pv Concerto para quatro cérebros : em psicoterapia / Teresa Robles ; tradução de Manuel Angel Valencia Rodrigues. - 3. ed. - Belo Horizonte : Diamante, 2008. 292 p.

Tradução de : Concierto para cuatro cerebros : en psicoterapia.

ISBN: 978-85-89351-09-6

1. Psicoterapia ericksoniana. 2. Psicoterapia estratégica. 3. Hipnose ericksoniana. 4. Psicologia breve. I. Valencia Rodrigues, Manuel Angel. II. Título.

CDD : 616.8914

ADVERTÊNCIA: As técnicas que aqui são apresentadas são muito fáceis de se aprender e usar, entretanto, somente deverão ser utilizadas por especialistas e num contexto terapêutico porque: "aprender a induzir um transe é igual a aprender a aplicar injeção. Qualquer um é capaz de fazê-lo, mas para saber o que se está aplicando é necessário o conhecimento médico. E pode-se adoecer ou matar alguém com uma injeção."

ÍNDICE

AGRADECIMENTOS

Gostaria de agradecer de maneira muito especial:

– A minhas raízes, entre as quais está minha família de origem, pais e irmãos, e que às vezes sinto muito mais profundas do que parecem.

– A Roberto, que um dia interrompeu minha hiperatividade, me tirou os excessos e me ensinou a desfrutar ver passar as nuvens.

– A Andrés, Cecilia e Daniel, que com seus sorrisos, seus jogos e o simples fato de crescerem junto a mim, me encheram de amor e deram asas à minha imaginação. Me dá uma enorme satisfação que Cecilia esteja colaborando conosco e nos apoiando desde seu lugar.

– A Rodolfo, Fernanda e Elena que se somaram depois e me deram, até agora, oito netos maravilhosos: Rodolfo, Ana Ceci, Renata, Roberto, Aranza, Sofía, Martin e Maria.

– A minha segunda família: sogros, cunhados e sobrinhos, sempre cheios de vida, de cores, de luz; sempre próximos e apoiando.

– A Jorge, que escreveu um capítulo na primeira edição, e percorreu comigo uma boa parte do caminho.

– A Marcelo, que escreveu o novo capítulo sobre o cérebro.

– A Anita, que ao ocupar-se durante 30 anos dos detalhes práticos e cotidianos, me permitiu dar-me o gosto de estudar e escrever durante longas noites e dias, sem preocupações.

– A todos meus pacientes, alunos e amigos que me abriram as portas de seu mundo interior permitindo-me sentir e crescer junto deles.

– A Agustín Monsreal, que percorreu comigo passo a passo o caminho de redação deste livro, sempre animando-me com seu interesse e sua aprovação e que, sobretudo, me deu permissão para escrever como me desse vontade.

– A meus primos Luz del Carmen e Bernardo Ledesma, que há quinze anos, quando eu estava terminando de escrever este livro, formaram com Jorge Abia e comigo a editora.

– A todos meus queridos colaboradores no Centro, que têm a camiseta gravada e estão sempre dispostos a tornar realidade qualquer loucura que me passe pela cabeça, como criar dezoito cursos *on-line* em um mês, revisar e corrigir um livro em dois dias, fazer um projeto em uma noite, produzir uma revista durante um ano, do nada. Nunca acabarei de agradecer-lhes que estejam aqui, neste lugar, nesta vida, colaborando, sonhando. Em ordem alfabética são: Alejandra, Alejandro, Arturo, Beatriz, Bichis, Carmen, Cécile, Eduardo, Evangelina, Fernando, José Neif, Juanita, Lalo, Lizett, Magdalena, Malú, Márgara, Margarita, Mercedes, Miguel Ángel, Naty, Paula, Rosa María, Rocío, Rosie, Rosy, Saúl, Socorro, Zaira.

– A todos os terapeutas do Yo Soy Creciendo (Eu Sou Crescendo), que têm oferecido inúmeras horas de trabalho voluntário apoiando a pessoas de poucos recursos.

– A nossos novos capacitadores que estão integrando-se como equipe com grande entusiasmo.

– E, claro, a todos os que têm passado por aqui deixando seu grãozinho de areia...

PREFÁCIO À EDIÇÃO MEXICANA

Finalmente, temos um livro em espanhol dedicado à hipnose moderna ou, como eu a chamei, à nova hipnose, conectando-a, historicamente, com *l'ecole nouvelle* de Nancy, do início do século XX, sob a inspiração de Bernheim, Coué e Baudouin. A Dra. Robles explica, de maneira clara, eminentemente prática e concisa, o uso da nova hipnose para o enriquecimento pessoal, que é o objetivo final de toda a psicoterapia. Seguindo os passos do Dr. Milton H. Erickson, ela enfatiza o aspecto do aprendizado individual, a naturalidade da atividade do cérebro direito para completar o processo do pensar humano, e o refinamento da *comunicação* verbal e transverbal que a hipnose torna possível.

Este é um livro sobre *saúde mental,* não sobre psicopatologia, que nos ensina a procurar soluções e novas opções para gozar uma vida plena e frutífera. O método e as técnicas hipnóticas que aprendemos em suas páginas pressupõem uma abertura mental no leitor, um desejo de transcender métodos já familiares e freqüentemente gastos. É um livro otimista, orientado à prática clínica, escrito com clareza, calor humano, respeito ao indivíduo e sem as arrogantes complicações com as quais muitos autores de psicologia torturam seus bem-intencionados leitores. Mas, sua simplicidade é relativa já que está baseada numa teoria sólida e requer conhecimento científico de psicologia, em geral, e de psicoterapia, em particular.

Robles nos lembra que nossos problemas têm antecedentes na nossa história pessoal. Devido a experiências dolorosas do passado (como bem descreve, em detalhes, o caso de Sharon no último capítulo), desenvolvemos defesas mentais para proteger-nos dessa dor emocional. Mas, depois de um certo tempo, as defesas que nos serviram no início já não são necessárias e, sem nos dar conta, continuamos a utilizá-las. Isto constitui o comportamento sintomático que, no presente, nos priva de liberdade e de felicidade. A hipnoterapia de Robles é o método mais rápido e eficaz de nos livrarmos destes sintomas para podermos gozar a vida, orientados para o futuro, sem continuar com as restrições de nosso passado.

Desta forma, a autora se junta à corrente intelectual da nova hipnose que se cristalizou nos Estados Unidos no começo dos anos 70. Seus porta-vozes foram Milton H. Erickson, do lado clínico-prático, e T. X. Barber, do lado da investigação científica. Ainda que Robles, em sua flexibilidade e adaptabilidade à realidade existencial de cada paciente, não rechace as manobras da hipnose tradicional, deixa bem claro que elas não são necessárias (e às vezes são até contraproducentes) para beneficiar o paciente com a experiência hipnótica. Conseqüentemente, as induções artificiais impostas pelo hipnotizador tradicional são abandonadas em favor de uma observação cuidadosa do que o paciente nos oferece sem se dar conta, como seu estilo de linguagem, gestos, mudanças de voz, etc., utilizando dessas manifestações não-conscientes a fim de levá-lo a uma nova consciência do que está ocorrendo em seu espírito. Com este método, permissivo, natural e respeitoso, o paciente encontra em si mesmo recursos internos para superar suas dificuldades presentes.

O corolário deste sistema é que se distancia do esotérico e misterioso, freqüentemente associado com a hipnose tradicional, colocando a hipnose ao alcance de toda pessoa que tenha capacidade suficiente para usar sua imaginação. Portanto, não há necessidade de decidir por meio de testes questionáveis se a pessoa é "hipnotizável" ou não. Robles nos faz ver que o problema não é a "hipnotizabilidade" do paciente, mas a habilidade do terapeuta em hipnotizar. Enquanto o método empregado para induzir esse estado mental natural chamado hipnose for rígido, artificial e arbitrário, como são muitas das induções da hipnose tradicional, haverá razões para dizer que muitos pacientes não respondem positivamente. Mas, se o método usado for o proposto por Robles, a hipnose está ao alcance de praticamente todo paciente, já que todos têm imaginação e a utilizam.

Isto nos leva a outro ponto muito importante. O que temos diante de nós não é uma nova escola de psicoterapia. É, pelo contrário, um método que tanto o psicanalista quanto o psicoterapeuta e todos os que ocupam os arquivos teóricos intermediários podem adaptar a sua maneira de trabalhar. A hipnose que a autora nos ensina constitui um enriquecimento de qualquer modalidade terapêutica porque é um refinamento enriquecedor da comunicação entre terapeuta e paciente.

Um livro como este está destinado a ocupar um lugar de destaque na literatura clínica. Desde que o conheci em 1959, o Dr. Milton Erickson mostrou sempre grande interesse em culturas diferentes da sua. Imagino que ele estará sorrindo, onde estiver, com prazer e com humilde gratidão (uma de suas características pessoais) aos esforços da Dra. Robles por apresentar seu pensamento e suas contribuições clínicas ao nosso mundo latino. No entanto, essa apresentação faz exatamente o que Erickson ensinou em vida, que era animar os seus discípulos a enriquecer seu próprio pensamento com idéias novas e técnicas clínicas ousadas, todas dentro do seu método de infinito respeito ao indivíduo, num marco clínico solidamente teórico. Robles não só nos apresenta Erickson, mas também, de acordo com seu pensamento, agrega suas experiências clínicas e idéias pessoais. Deste modo, ela nos convida a ter confiança em nossa própria experiência terapêutica e a utilizá-la na aplicação e no uso da nova hipnose.

Dr. Daniel L. Araóz,
Professor da Universidade de Long Island
Nova Iorque, 1990

APRESENTAÇÃO À EDIÇÃO BRASILEIRA

Em abril de 1997, tive a felicidade de encontrar Dra. Teresa Robles, em Serra Negra, São Paulo, num Congresso Internacional sobre os avanços da Abordagem Ericksoniana. Já vinha lendo os seus livros e aprendendo muito com essas leituras. Era uma mestra para mim e seus trabalhos me encantavam, principalmente três: *Concerto para Quatro Cérebros*, *Revisando o Passado para Construir o Futuro* e *A Magia de Nossos Disfarces*. Nesse Congresso eu ministrei um minicurso sobre "Técnicas de Indução Hipnótica Aplicadas à Terapia com Crianças". Quando cheguei para a minha apresentação, qual não foi a minha surpresa: assentada bem no meio e na frente estava a Dra. Teresa Robles, para assistir ao meu curso! E ao sair para se preparar para a sua própria apresentação, cinco minutos antes de eu finalizar ela me enviou o seguinte bilhete:

Angela,
Gostei muito da oportunidade de escutar a colega. Obrigada por passar suas experiências.

Teresa Robles

Meu encantamento por Teresa aumentou. Além da profissional competente e extraordinária, eu estava diante de uma pessoa delicada, muito humana, amorosa, atenciosa e extremamente empática. Essa é a Teresa que conheço e com a qual tenho convivido. Essa é a Teresa com a qual somos presenteados através deste livro.

Neste livro, Teresa faz uso de sua experiência como psicóloga clínica e sintetiza o seu trabalho. Utiliza elementos de sua formação acadêmica anterior: Antropologia, Psicanálise, Neurofisiologia, Epistemologia Cibernética de Gregory Bateson, e de seu mentor clínico Milton H. Erickson. A partir dessas cinco fontes, ela cria seu próprio modelo – fascinantemente novo. Sua abordagem leva marcas de características bem suas: criatividade generativa, determinação intelectual, simplicidade e abertura para aprender com todos.

Teresa é uma pioneira e empreendedora. Suas contribuições para a psicoterapia são originais e consistentes assim como é o seu livro.

Ela é simples, clara, e efetiva na sua comunicação, assim como foi seu grande mentor o Dr. Milton H. Erickson. Essa sua preocupação com a simplicidade e clareza do seu texto é mais um exemplo de como ela está atenta ao bem-estar do cliente que, no caso, é o próprio leitor.

Ao parafrasear Castañeda, Teresa nos ensina ao longo dessa obra a seguir “caminhos com coração”. Ela nos mostra como guiar o cliente por esses caminhos, trabalhando de forma simbólica o problema. Isto torna o caminho da terapia mais prazeroso para o cliente. Isso tudo é feito pelo trabalho de dois especialistas, o terapeuta e o cliente, trabalhando com seus quatro cérebros para traçar esse caminho. Para mim, essa possibilidade de trabalho do terapeuta que ela nos mostra ao longo do livro, buscando o bem-estar do cliente, é um caminho com mais coração, que, por si só, torna a leitura desse livro indispensável.

Num momento em que a Hipnoterapia cresce e é reconhecida mundialmente como possibilidade terapêutica, pela sua eficácia e por ser um método de terapia breve; num momento em que o CFP na resolução nº 013/00, de 20 de dezembro de 2000, aprova e regulamenta o uso da Hipnose como recurso auxiliar de trabalho do psicólogo e que em um trecho diz: "Considerando o avanço da Hipnose, a exemplo da Escola Ericksoniana no campo psicológico, de aplicação prática e de valor científico"; neste momento, trazemos aos colegas psicólogos, sejam da Escola Ericksoniana, sejam de outras abordagens, este precioso livro que oferece instruções simples e diretas de como fazer hipnoterapia, despindo confortavelmente o véu de mistério e confusão que talvez você já tenha se defrontado com outros autores.

Para nos guiar nesse caminho, Teresa nos fala da importância de um diagnóstico funcional, de técnicas de sugestão, de indução do transe, de técnicas para ativar os recursos internos e as aprendizagens anteriores do cliente, reconstrução de situações agradáveis, reconstrução de sonhos, o trabalho com símbolos, o trabalho com metáforas, regressão e progressão de futuro. Ela desenvolve esse conteúdo nos trazendo os ensinamentos de Erickson, ampliando, criando e somando de uma forma muito original.

Nesta obra, Teresa faz uma sistematização de uma parte do caminho profissional traçado por ela através de suas oficinas e de seu trabalho clínico. Um caminho com coração.

Dra. Angela Cota
Presidente do Instituto Milton H. Erickson
de Belo Horizonte.
Belo Horizonte, 2001.

PRIMEIRA PARTE

COMO CHEGAMOS ATÉ AQUI

1. INTRODUÇÃO

Cresci numa família mexicana de classe média alta, onde se valorizava muito a formação acadêmica e o trabalho intelectual e, como em toda família decente, guardavam-se a compostura e as boas maneiras e ocultava-se o feio, o desagradável e o vergonhoso.

Não freqüentei a escola durante o primário porque para meu pai não havia escola no México suficientemente boa para suas filhas.

Minhas duas irmãs e eu estudamos com uma professora particular e aprendemos, em grande estilo, a ser autodidatas e a desfrutar do trabalho intelectual. Ingressei numa escola secundária tradicional e, ainda que fosse boa aluna, sempre fui sonhadora e passava horas e horas "no mundo da lua", à margem dos conflitos familiares encobertos. No ambiente familiar e de amigos, era vista como alguém otimista, que enxergava as coisas cor-de-rosa, corajosa e romântica, que se atirava de cabeça toda vez que decidia fazer algo e, fosse como fosse, conseguia.

Ao terminar o curso preparatório, tentei cursar Serviço Social porque queria "ajudar aos demais", mas esta profissão não preencheu minhas expectativas intelectuais. Por fim, dediquei-me, por completo, à Antropologia Social que me permitia viajar, explorar, conhecer culturas diferentes e conviver com pessoas aparentemente diferentes, com as quais compartilhava os mesmos problemas existenciais. Fiquei, por um tempo, indo e vindo a Tarahumara, à Serra de Puebla e ao Vale de Temascalcingo. Logo depois, casei-me e fui fazer pós-graduação na França.

Quando voltei à Cidade do México e ali me instalei de vez, passei da Antropologia de campo para a Antropologia de gabinete e o meu interesse pelo trabalho diminuiu, praticamente desapareceu. Aproximei-me da Teoria Psicanalítica procurando bases para o marco teórico de uma pesquisa. Ao me dar conta de que podia fazer o Doutorado em Psicologia Clínica e ser terapeuta, experimentei novamente o entusiasmo de reencontrar o contato próximo com as pessoas, através do trabalho.

A Teoria Psicanalítica me ofereceu um caminho fascinante para a compreensão do inconsciente, dos determinantes ocultos da conduta humana. Contudo, sentia que a técnica da Psicanálise me acorrentava. Acorrentava-me por ter que manter, de maneira estrita, a neutralidade e o enquadramento: manter-me à distância, sem expressar meu sentimento nem utilizar minha experiência pessoal. Tenho que confessar que, freqüentemente, incorria em deslizes, deixando-me levar pela minha intuição, principalmente quando trabalhava com crianças. Por exemplo, usava o jardim de minha casa como extensão do consultório e saía com o meu paciente semeando plantas, colhendo caracóis, brincando nas gangorras. Numa ocasião, incluí meu cachorro, "Punti", ao material do consultório. Punti entrava conosco na sessão e o menino brincava, tratando-o da forma como ele sentia que seus pais o tratavam. Punti obedecia, interessado, a todas as suas ordens. Uma outra vez, um paciente chegou com patins e eu entrei em casa para buscar os da minha filha, para patinar com ele na garagem. Dessa forma, esse menino percebeu que existia uma atividade na qual ele tinha um grande domínio e podia ensiná-la a um adulto, a mim.

Uma vez, permiti-me expressar meus sentimentos e contar parte da minha história. Numa família em que o pai havia falecido em um acidente na estrada, o menino de 7 anos se mantinha retraído em casa e na escola, sem chorar, nem querer falar desse tema. Disse-lhe que entendia como se sentia, porque meu pai também havia morrido num acidente. Um dia saiu da minha casa e não voltou, nunca o vi morto, e passei muito tempo sem acreditar, esperando, dia após dia, que tudo fosse mentira e que ele voltasse.

É importante dizer que minha supervisora, excelente teórica e clínica, depois do primeiro momento de assombro, cada vez que eu me "confessava" com ela, mostrava-se flexível e aberta para escutar meus argumentos teóricos e técnicos. Passamos inumeráveis horas tomando mate juntas, enquanto refletíamos sobre cada uma das minhas infrações e, ainda que, freqüentemente, chegássemos à conclusão de que o que eu havia feito tinha base e era útil para esse paciente, nesse momento, em seguida procurava voltar "ao bom caminho" da teoria psicanalítica. Eu não discutia mais, queria aprender a fazer as coisas "bem", mas alguns passos desse caminho não encontravam ressonância em meu interior. No dela provavelmente sim, porque é uma excelente Psicanalista, a quem sempre agradecerei a flexibilidade e os conhecimentos e experiências que compartilhou comigo, entre um e outro gole de mate.

Muitas vezes respeitava os pacientes que "resistiam" em lembrar de coisas dolorosas e, quando rechaçavam minhas interpretações, eu pensava que eles podiam estar com a razão. Lembro de pelo menos duas pessoas, das quais interpretei a resistência insistentemente e que abandonaram o tratamento. Na supervisão, concluímos que eu havia feito o "tecnicamente adequado"; no entanto, pareceu-me que eles tinham razão e que minha atitude havia sido uma intrusão.

Enfim, a técnica da Psicanálise não combinava comigo, a teoria sim. Quando estive no papel de paciente de psicanálise, como parte da minha formação profissional, aprendi na própria carne que ver as coisas cor-de-rosa se chamava negação e era uma defesa.

Minha supervisora me convidou para colaborar com ela no Hospital Infantil do México, com meninos com problemas renais. Logo senti a necessidade de trabalhar com suas famílias, a fim de ajudá-las a enfrentar o diagnóstico da doença e a possibilidade da morte dessas crianças. Iniciei a formação em Terapia Familiar e, à minha maneira, entrei de cabeça na Epistemologia Construtivista e na Teoria de Sistemas.

Aprendi a reconhecer que, até nas situações mais cinzentas, existe um lado cor-de-rosa e que a realidade é uma totalidade. Aprendi a reconhecer que sempre estão presentes os dois lados de cada moeda: o dia e a noite, o bom e o mau, a luz e a escuridão. Que cada pessoa é livre para escolher ver um ou outro lado e que é mais útil ver o rosa, sem negar o cinza, porque nos leva a crescer. Descobri que todos os sistemas abertos, os seres vivos, têm uma tendência à mudança, para o seu crescimento e necessidade de adaptar-se ao seu ambiente, e uma tendência à não-mudança, que lhes dá estabilidade; e, assim, compreendi que a resistência era somente a falta de reconhecimento, por parte do terapeuta, de que, nesse momento, a pessoa necessitava um pouco de estabilidade para não se desintegrar e, mais tarde, retomar o caminho.

Por meio da Terapia Familiar e por acaso, cheguei, finalmente, à hipnose ericksoniana. Foi através de Rosemary, amiga e sócia, a quem agradeço por ter compartilhado comigo suas inquietações e experiências, depois de ter assistido a uma oficina sobre estes temas no Instituto Ackermann, de Nova York. Começamos, as duas, a fazer experiências com a hipnose ericksoniana, de forma autodidata, ao meu estilo, com assombro, com medo, com precauções, porque sabíamos da enorme riqueza do inconsciente e seu possível desdobramento. Fomos criando e construindo internamente nossas técnicas por ensaio e erro, assim como qualquer aprendizado humano. Primeiro, trabalhamos com nós mesmas. Induzimos transes uma na outra, propusemo-nos mudanças, assustamo-nos ao perceber sensações distorcidas que agora sabemos que são normais nos estados ampliados de consciência, apoiamo-nos e nos tranqüilizamos mutuamente e, sobretudo, assombramo-nos com as mudanças espetaculares que vivemos. Num segundo momento, trabalhamos em co-terapia, com algumas pessoas nos apoiando e nos supervisionando mutuamente. A partir do problema que o tratamento de um paciente apresentava, planejávamos uma indução e o transe. Uma de nós realizava o trabalho e a outra permanecia observando para ajudar no caso de surgir qualquer complicação. Uma cuidava do paciente e outra do terapeuta. Nessa ocasião, conheci Daniel Araóz através de seu livro *The New Hipnosis,* que me esclareceu muito, porque foi a primeira vez que eu me defrontei com uma visão clara, sistematizada e didaticamente exposta do que eram essas técnicas.

Na hipnose ericksoniana encontrei a justificativa teórico-técnica para minha persistência, baseada em minhas convicções: uma vez que eu decidia algo, construía uma realidade, não deixava espaço para a dúvida. Construía essa realidade sonhando acordada, ou seja, com o hemisfério ou cérebro direito e, depois, agia de acordo com essa realidade e as coisas aconteciam.

Encontrei assim uma técnica que fluía, que era congruente com meu estilo pessoal. Podia sentir junto com o paciente, aproximar-me dele, deixar-me levar pela minha intuição, integrada aos conhecimentos. Isto mediante um processo de interação entre dois pares: dois seres humanos com papéis distintos, um de paciente e outro de terapeuta, no qual os dois sentiam, viviam, cresciam. Onde eu era o facilitador de um processo que era gerado no interior do outro, em seu ritmo e em seu passo, ajudando-o a utilizar seus próprios recursos.

No princípio, utilizava essas técnicas no momento em que o processo terapêutico de uma pessoa ou de uma família estava obstruído. Pouco a pouco, fui incluindo-as nos recursos técnicos cotidianos, e então comecei a usá-las, de forma espontânea, quando o paciente se expressava com metáforas ou aparecia nele um sentimento indefinido, até que, de repente, simplesmente, as técnicas fluíram sem nenhum esforço.

Desde a época em que me formei em Terapia Familiar no *Instituto Latinoamericano de Estudios de la Familia* (ILEF), três colegas, Marta Fernandes de Cerruti, Diana Rubli, Rosemary Eustace, e eu nos unimos numa equipe de trabalho: supervisionávamos juntas, estudávamos e preparávamos aulas e, ao mesmo tempo, foi surgindo uma grande amizade. Nós quatro queríamos criar técnicas novas ou adaptar à realidade de nossos pacientes mexicanos técnicas surgidas em outras culturas. Além disso, interessava-nos a pesquisa na área de Psicologia Clínica em geral. Um belo dia, convidaram-nos para colaborar com o Colégio do México e o Instituto Nacional de Saúde Pública, em um estudo sobre a estrutura da família com múltiplas mortes de crianças. Precisávamos ser uma instituição para fazê-lo e, então, fundamos o *Centro Mexicano de Investigación y Clínica, S.C.* (CEMIC) em abril de 1987. Brincando, dizíamos que continuávamos sendo as mesmas quatro amigas que faziam a mesma coisa, mas que agora tínhamos um nome. No entanto, assim que o tivemos, começaram a chover convites e projetos, entre eles a publicação de um livro chamado: *El enfermo crónico y su familia. Propuestas terapéuticas.* Pouco a pouco, organizamo-nos mais formalmente e começamos a oferecer oficinas sobre as técnicas que nós criávamos ou adaptávamos. Nesse primeiro momento eu me dediquei, principalmente, à hipnose ericksoniana.

Dois anos mais tarde, juntaram-se ao grupo dois médicos que haviam trabalhado conosco e que se interessavam pela hipnose e pela Terapia Familiar: Silvia Villamil e Jorge Abia.

Com o tempo, fui sistematizando minhas experiências clínicas e integrando-as com as explicações teóricas da Psicanálise, do Construtivismo, da Teoria de Sistemas e da Antropologia, minha formação de origem, animada pela retroalimentação proveniente dos meus sócios. Rosemary fez um parêntesis, talvez temporário, no trabalho com hipnose, e prosseguiu por outro caminho orientado pelo Construtivismo e pela Teoria de Sistemas, aproximando-se da Psicanálise, numa volta a mais, dessas que damos ao simplesmente seguir andando pela vida.

Dentro do meu trabalho com hipnose fui desenvolvendo duas linhas: a primeira se refere a sua aplicação à psicoterapia com indivíduos e famílias. A segunda surgiu do convite do meu genro, dentista, para aplicar estas técnicas para manejar a dor. O manejo da dor com hipnose foi fácil e, de tanto sucesso, que comecei a utilizá-lo cada vez mais em meus pacientes doentes crônicos. Apliquei-as, também, com bastante êxito, nos pacientes submetidos à quimioterapia, para reduzir os efeitos deste tratamento. E aí estava, quando soube, através de Jorge, a quem tinha consultado como médico plantonista, que teria que me operar de vesícula. No caminho de volta do seu consultório para casa, vinha pensando como podia eu continuar convencendo os meus pacientes de que suas dores se extinguiam imaginando símbolos e cores, se eu me operasse com anestesia. Decidi que, por coerência comigo mesma, com o meu trabalho e com meus pacientes, teria que me operar sem anestesia, com hipnose. Construí a realidade de que isso era possível e pedi a Jorge que fizesse o mesmo. A operação foi um sucesso e, sobretudo, uma linda experiência de crescimento pessoal e profissional.

Mediante a participação em Congressos e Oficinas organizadas pela Fundação Milton H Erickson, continuei unindo meus conhecimentos e experiências clínicas aos conhecimentos sistematizados de forma distinta. Em dezembro de 1988, prestei concurso e fui selecionada para dirigir um minicurso sobre Trabalho com Metáforas com Casais e Famílias no Quarto Congresso Internacional da Fundação Milton H. Erickson, em São Francisco, Califórnia. Éramos Marta, Rosemary e eu, e graças ao entusiasmo do Dr. Joseph Barber, especialista em Controle de Dor, mostramos a um pequeno grupo o vídeo de minha operação. Nesse congresso, conhecemos Mirta Ghiorzi, terapeuta da clínica da Fundação Milton H. Erickson, e Michael Liebmann, diretor dessa clínica, que convidaram Marta, Jorge e eu para compartilhar três oficinas em Fênix: uma sobre Controle da Dor, outra sobre a Relação Médico-Paciente e uma outra sobre a Estrutura da Família Mexicana. Estas oficinas se realizaram em maio de 1989 com a participação, também, de Guillermo A. Bernal do *Medical College of Ohio*. Nessa ocasião, observamos o trabalho dos terapeutas da Fundação, trocamos impressões e tivemos a oportunidade de estar em contato com eles, com a Sra. Betty Erickson, viúva de Milton H. Erickson e com o presidente da Fundação, Dr. Jeffrey Zeig. De volta ao México, cumprimos os requisitos formais para sermos reconhecidos como Instituto Ericksoniano. O reconhecimento me foi entregue pelo Dr. Zeig na cidade de Guadalajara, quando eu assistia a uma oficina introdutória oferecida por ele, em agosto de 1989. Assim constituímos, Jorge e eu, o Instituto Milton H. Erickson da Cidade do México, que abriu as portas a novos projetos e possibilidades. Este livro é um dos primeiros.

Fizemos crescer o Instituto durante dez anos. Em fevereiro de 2000 nos separamos. Jorge Abia seguiu a frente do Instituto e eu recebi da Fundação o reconhecimento como Centro Ericksoniano do México.

Primeiro no CEMIC, e depois em nosso Instituto, oferecemos oficinas de atualização em diferentes técnicas para profissionais de saúde. Dentro destas oficinas, eu incluí e ofereci um curso de introdução à hipnose para terapeutas e, depois, cursos avançados. Comentava com os participantes que eu havia estruturado a oficina para lhes mostrar como eu gostaria de ter aprendido hipnose: de forma clara, sistematizada e protegida. E insistia que se tratava de um conjunto de técnicas que eles teriam que integrar no seu estilo pessoal de fazer terapia.

Com o fruto da experiência, montamos um Mestrado em Psicoterapia Ericksoniana que já tem reconhecimento oficial e uma Graduação que está sendo oferecida em várias cidades do México e no exterior. Estamos construindo um novo estilo de fazer terapia[1] e este livro apresenta as bases, os primeiros passos.

Este livro surge da necessidade de difundir o conteúdo dessas oficinas e do meu trabalho clínico. Parece-me que conduz a uma sistematização destas duas experiências. Descrevo as técnicas que me foram úteis e que tenho desenvolvido a partir do que outros autores fizeram, ilustrando-as com vinhetas clínicas. Ainda que os terapeutas ericksonianos tendam a rechaçar as teorizações, eu considero que devem ser rechaçadas as que sejam rígidas, limitadoras, e que impeçam observar cada paciente como uma realidade única e as mudanças que permanentemente se dão com ele. Considero também que os pontos de referência teóricos flexíveis podem enriquecer e guiar as técnicas ericksonianas. Ao longo das páginas seguintes, os leitores poderão encontrar referências constantes e explicações sustentadas nas teorias que considero congruentes com estas e com meu estilo particular de enfrentar o mundo, o que, segundo Gregory Bateson, poderia chamar de minha Epistemologia Pessoal.[2]

Notas e referências bibliográficas

1. Ver: CORZO, Iris. *Entrevista a Teresa Robles*: un nuevo estilo de hacer terapia. México: Alom Editores.
2. BATESON, Gregory, *Espíritu y naturaleza*, Amorrortu, Argentina, 1979, p. 80.

2. QUINZE ANOS DEPOIS...
Atualização da Terceira Edição

Quinze anos depois, leitor, leitora, aluno, aluna, colega, o que há de novo? Parece-me que meu pensamento se tornou mais flexível e brincalhão, e minha forma de trabalhar, mais simples. No entanto, o essencial da minha proposta de trabalho permanece.

Quinze anos depois, tenho desfrutado muito relendo este livro, redescobrindo técnicas e verbalizações esquecidas que voltei a utilizar.

Gostei do texto assim como está. Decidi que não valia a pena tratar de modificá-lo para atualizá-lo porque é fluido, coerente e continua oferecendo-nos uma forma muito útil e eficaz de fazer psicoterapia. A mesma na essência. Simplifiquei e atualizei a bibliografia, fazendo referências a publicações minhas mais recentes. Substitui algumas afirmações drásticas por frases com uma linguagem hipotética. Poli um pouco a pontuação.

Apenas substitui uma técnica: a Ab-reação Silenciosa, tomada de Edelstein, porque, como veremos ao falar da Física Quântica, parece que o que imaginamos, é uma realidade e influi sobre a matéria e as pessoas implicadas. Substituí esta técnica pelo exercício para ficar em paz com os demais, que utilizo atualmente. Pedi ao Dr. Marcelo Álvares, querido amigo e colaborador, que escrevesse o capítulo sobre o cérebro, a partir dos novos paradigmas da neurologia, congruentes com meus novos marcos de referência e o substituí pelo capítulo de Jorge Abia, que aparecia nas edições anteriores.

Durante a leitura, me chamou a atenção que, naquela época, eu via tanto o paciente quanto minhas intervenções quase que exclusivamente com as lentes da teoria psicanalítica. Quero comentar com vocês, leitor, leitora, que cada vez utilizo menos conceitos dessa teoria e minhas lentes se diversificaram. Consegui integrar, finalmente, minha formação como antropóloga à minha forma de fazer psicoterapia ericksoniana. Estou enveredando no campo da Etologia (estudo da conduta instintiva) humana e fascinada ao perceber como os novos paradigmas da ciência, expressos na Física Quântica, são úteis para entender o que acontece quando trabalhamos com estados ampliados de consciência (como é o transe hipnótico natural), e que estes nos abrem caminhos e estratégias para utilizarmos na psicoterapia[1].

Na realidade, este artigo foi idéia e ia ser escrito por um queridíssimo amigo que, por motivos de saúde, não pode fazê-lo e, já que coube a mim fazê-lo, gostaria de lhe expressar minhas idéias, leitor, leitora, da seguinte maneira:

1. Primeiro, comentar as principais mudanças na minha técnica durante os últimos quinze anos e em quais publicações você pode ler mais sobre elas.
2. Depois, compartilhar com você o que podemos aprender e utilizar de nossos novos marcos de referência.

As mudanças na técnica

1. Mecanismos de proteção

A idéia de usar mecanismos para proteger o transe, surgiu ao constatar que, em muitos seminários e congressos aos quais assisti, as grandes figuras da hipnose faziam demonstrações ou induções de transe para mostrar suas técnicas e, ao acabar sua exposição, iam embora nos deixando, a mim e outros assistentes, sentindo mal porque, ao observar a demonstração, entrávamos em transe e apareciam nós apertados de nosso mundo interior que estavam pendentes de solução e o processo ficava pela metade. Permanecia um instante ajudando-os a terminar o trabalho que haviam iniciado e a sentir-se bem. A partir destas situações, surgiu-me a preocupação de proteger o processo durante o transe para ter a certeza de que a pessoa chegasse a um porto seguro, ou seja, terminasse sentindo-se melhor do que havia começado e assim permanecesse depois da sessão.

Atualmente utilizo para isto três mecanismos de proteção: a respiração[2] como mecanismo de mudança, palavras "protetoras"[3] entremeadas[4] e a proposta de uma Parte Sábia que toma em suas mãos o trabalho.

Muito pouco tempo depois de publicado *Concerto para quatro cérebros em psicoterapia*, percebi que o fato de utilizar a respiração como O MECANISMO de mudança, era já uma proteção, porque a respiração é um mecanismo saudável por definição e continua com a pessoa por todo o tempo, ou seja, continua realizando o processo de mudança todo o tempo que seja necessário, automaticamente.

Comecei também a fazer como primeiro exercício um transe em que sugiro que a respiração chegue a todas as partes da pessoa comunicando-as, limpando em cada uma o que há para limpar, curando o que há para ser curado, acomodando o que há para ser acomodado, digerindo emoções represadas. Assim, de maneira indireta, a respiração começa a trabalhar pontos-chave e universais: a comunicação entre as distintas partes da pessoa, curar feridas, digerir emoções, elaborar situações pendentes, facilitando o trabalho terapêutico.

Ao uso da respiração agreguei a utilização de palavras protetoras que repito, entremeando. Estas palavras são dois advérbios e dois gerúndios: automaticamente, saudavelmente, aprendendo e desfrutando.

Os advérbios em espanhol são jogos de palavras (automaticamente, por exemplo, equivale a 'com a mente automática'). Os gerúndios correspondem a um presente em movimento. Por essas razões, ambos são mais fáceis de entender pelo cérebro direito.

Quando sugerimos que algo ocorra "desfrutando" estamos indiretamente desfazendo o segundo dos três nós que proponho no Capítulo 1 da Terceira Parte deste livro, *Buscando caminhos com o coração*[5] como uma das explicações do porque estamos mal se, como propõe o Dr. Erickson junto a muitos outros grandes pensadores, todos tendemos ao crescimento e ao bem-estar[6].

Quando sugerimos "você está aprendendo", estamos dando permissão à pessoa para cometer erros como em todo o processo de aprendizagem humana, animando-a a aprender com eles, a cair e voltar a levantar.

Milton H. Erickson punha o trabalho que acontece durante o transe nas mãos da mente inconsciente de quem o consultava. Como veremos um pouco mais à frente, eu proponho que tenhamos uma Parte Sábia que vai além da mente inconsciente. Ao começar um transe, ponho o trabalho em suas mãos e ao terminar, o deixo em suas mãos. Desta maneira, já não utilizo a técnica de Bandler e Grinder da Benção através da qual se sugere que o processo continua enquanto a pessoa dorme, através dos sonhos.

2. Com relação ao uso de símbolos[7]

Como você poderá ver, neste livro proponho evocar o símbolo do problema, logo depois o dos recursos e a seguir, com a ajuda da respiração, o símbolo dos recursos atua sobre o do problema, resolvendo-o ou jogando-o fora.

Atualmente, só evoco o símbolo do problema e sugiro que a respiração o transforma, o digere ou faz com ele o que tem que ser feito. Outra opção ainda mais simples é pedir-lhe que entregue o símbolo do problema à sua Parte Sábia e lhe peça que cuide dele.

3. Utilização de técnicas paradoxais[8]

As técnicas paradoxais foram usadas amplamente em psicoterapias baseadas na Teoria de Sistemas, com pessoas que aprenderam a comunicar-se principalmente através do que se conhece como Duplo Vínculo[9]. Eu considero que o Duplo Vínculo se dá e se sustenta por uma relação entre disfarces (de desconfirmação da pessoa), e que se desfaz quando começa a haver uma relação entre pessoas (de confirmação). Na relação de Duplo Vínculo, os seguintes elementos estão presentes:

- Faça o que faça a pessoa ou ainda que não faça nada, ela sente que está mal.
- Tenta responder o que supõe que sejam as ordens do outro e não pode porque são contraditórias. Encontra-

se num beco sem saída sem perceber a falta de opção e se angústia buscando encontrar uma solução.

- Sente-se ameaçada de ficar sem o carinho da outra pessoa e vive esta possibilidade como uma constante ameaça de morte.
- Para evitar estas ameaças nega suas próprias percepções e desejos.
- Vive suportando o presente com a ilusão de que algum dia tudo será maravilhoso.

Quando alguém aprendeu ao longo de sua história a funcionar numa relação de duplo vínculo, chega ao consultório nos pedindo para mudar porque se sente mal, porque sofre. Mas em outro nível, quase sempre encoberto, nos pedem que lhe permitamos seguir da mesma forma. A pessoa quer mudar, mas, se muda em terapia depois de não haver podido mudar sozinha, sente que está mal (esta sociedade nos ensina que só há um lugar para quem está bem), que foi vencida pelo terapeuta, o qual foi mais competente que ela. Mas se não muda, também está mal, porque segue sofrendo.

Se o terapeuta, no seu afã de ajudar, empurra para a mudança, a pessoa se aferra mais ao problema conhecido. Inácio Maldonado, fundador do Instituto latino-americano de Estudos da Família (ILEF), usa a seguinte metáfora com relação à terapia com esse tipo de pessoas:

É como andar num carro onde, quanto mais o terapeuta aperta o acelerador, mais a pessoa aperta o freio. Se deixarmos de apertar o acelerador ou talvez apertando um pouquinho o freio, é provável que o paciente se anime a pisar o acelerador. (E nós poderíamos agregar: para poder ir no seu tempo e ritmo)

Como se faz isto? Propondo à pessoa que siga do mesmo modo, posto que o que fez até agora é o melhor que pôde fazer, enquanto encontra outra maneira de estar bem ou aprende dessa situação o que tem que aprender para continuar no seu processo de crescimento.

Desde 1995, junto com Jorge Abia, quando um símbolo não mudava, sugeríamos: "repare como sua respiração deixa isso igual, mas saudavelmente renovado, renovando-se com cada respiração enquanto você aprende o que tem que aprender disso... confortavelmente".

Agora, proponho à pessoa que chega dizendo que não agüenta mais a sua vida, que não consegue mudar ou que apesar da respiração, a cena ou símbolo que tem na mente continua da mesma maneira: "Despreocupe-se, descanse, deixe-o nas mãos da sua Parte Sábia que sabe exatamente o que fazer com isso".

4. Trabalho com temas universais

Nos últimos anos de sua vida, o Dr. Erickson repetia a todos os seus pacientes as mesmas induções ao fazê-los entrar em transe. Falava-lhes de como ser uma mente sem corpo, de como crescem as plantas até dar frutos, de como aprendemos o alfabeto. Quando lhe perguntavam porque repetia estes temas, respondia, "não os repito, para cada pessoa os digo de uma maneira diferente", ou seja, feitos sob medida[10]. Repetia e repetia essas metáforas porque correspondiam a temas universais.

Eu creio que os seres humanos, além de sermos únicos e singulares, no fundo somos muito parecidos.

Cada vez mais trabalho com os temas universais que se encontram debaixo das dificuldades que a pessoa que me consulta quer resolver e, dessa maneira, o trabalho acontece de forma muito mais eficiente. Por exemplo, debaixo de muitos problemas há feridas abertas ou falta de carinho, falta de limites (cercas) e tudo isso eu trabalho com metáforas que permitem resolver esses problemas de maneira indireta[11].

5. Trabalho com nossa Parte Sábia ou nossa Sabedoria Interna

Para Milton H. Erickson, nossa mente inconsciente era como uma Parte Sábia, porque, dizia ele, continha os registros de todas as nossas experiências de vida, que são aprendizados que podemos utilizar para resolver qualquer dificuldade que a vida nos apresente.

Não lembro bem como cheguei à idéia de uma Parte Sábia. Comecei pensando que nossa Sabedoria Interna deveria ser algo mais que a mente inconsciente e incluir nossos instintos e nossos mecanismos de sobrevivência.

Quando conheci a proposta da Física Quântica de que o Universo funciona como um holograma, ou seja, como a projeção de algo em que cada uma de suas partes tem a informação do todo, de repente me disse: "Toda a informação do Universo está dentro de mim, eu completa sou minha Parte Sábia... toda a informação do Universo, uma quantidade infinita de recursos que podemos aprender a despertar e utilizar." Pensei em chamar essa Parte Sábia, eu completa: Eu Sou. Eu Sou é a minha Essência, isso no que sou igual a você, à estrela do mar, a cada uma das árvores de um bosque, ao bosque completo, ao sol, a lua e as estrelas. Eu Sou, minha Essência, a Essência de todo o Universo.

Pouco tempo depois, uma pessoa comentou comigo: Eu Sou é um dos sete grandes nomes sagrados de Deus em hebreu, é o nome para o Deus dentro de mim. Gostei da idéia, o Deus dentro de mim, a Essência de todo o Universo, a força criadora. E para as pessoas que não acreditavam nisso, o Deus dentro de mim, dentro de ti, continua sendo uma linda metáfora.

Assim, ao primeiro exercício utilizando a respiração para desencadear diferentes processos (acomodar, curar, digerir emoções, conectar as diferentes partes)[12] agreguei: "sua respiração chega até sua Parte Sábia, despertando-a, expandido-a. Já percebeu como sua Parte Sábia está despertando? Como você a imagina? Ponha esse trabalho em suas mãos, é o trabalho de crescimento e evolução de sua vida". E daí em diante, cada vez mais, em lugar de transformar os símbolos ou digeri-los com a respiração, proponho às pessoas em transe que os entreguem a sua Parte Sábia para que faça com eles o que seja melhor para ela. Isso simplifica muitíssimo o trabalho em transe e desde que comecei a utilizá-lo, me assombrei com sua força e eficiência.

Comecei também a convidar as pessoas que me consultavam, a manter um diálogo com sua Parte Sábia fora da sessão, a pedir a ela que lhes falasse em sonhos ou através de sua intuição, até chegar a propor-lhes que fizessem um pacto entre sua Parte Divina e sua Parte Humana para construir juntas, na realidade material, tudo o que desejavam[13]. Este pacto está baseado na proposta da Física Quântica de que a consciência (que eu traduzo como Desejo, Fé e Imaginação) constrói a realidade material, criando sincronicidades, como veremos ao falar deste tema um pouco mais adiante.

Novos Marcos de Referência

1. Contribuições da Antropologia Social

A Antropologia me serviu para entender como aprendemos a cultura do sofrimento (primeiro nó). Jean Piaget diz que absorvemos como esponjinhas, através de um processo inconsciente, tudo que chega até nós antes que nosso sistema neurológico esteja maduro o bastante para analisar a informação que lhe chega e fazer um julgamento sobre ela. E esta informação ficou gravada em nosso interior como algo que não questionamos, como postulados de vida que nos fazem reagir, mas que não criticamos. Robert Dilts chama estes postulados de "crenças limitantes"[14]. São limitantes, não porque sejam falsas, mas porque não as questionamos.

Eu creio que a Antropologia Social nos permite entender os valores e crenças (a cultura) que mantém um sintoma, descobrindo as crenças limitantes por trás dele, denunciando as ideologias que nos impuseram as diferentes instituições religiosas, políticas e educativas e que guardamos sob a forma dessas mesmas crenças. Dessa maneira inconsciente, aprendemos a estar mal, a crer que a vida se sofre, que não merecemos estar bem. E se aprendemos a estar mal, nos diria o Dr. Erickson, podemos aprender a estar bem. Minha proposta a partir da Antropologia Social, está expressa na conversação hipnótica que precede os exercícios do *Grupo de Crescimento*, publicado por esta mesma editora[15].

2. A Etologia humana

Esta disciplina estuda a conduta instintiva humana e completa a visão da Antropologia Social. Nos ajuda a descobrir a pessoa completa que somos, recuperando a importância de nosso corpo e de nossos mecanismos de sobrevivência e de adaptação, os quais a civilização nos fez reprimir, esquecer e inclusive satanizar. Um conceito que está surgindo desta disciplina é a *resiliência*[16]. A resiliência é a tendência dos seres vivos a voltar a seu estado natural quando cessarem as pressões que impediam que isto sucedesse.

Se nós, seres humanos, tendemos naturalmente ao crescimento e ao bem-estar, a psicoterapia ericksoniana pode se focar em simplesmente eliminar o que está incomodando a pessoa para que esta volte a estar naturalmente bem.

3. Contribuições da Física e da Física Quântica

Estas contribuições me ofereceram uma visão tão rica até agora, que seriam preciso uma ou várias publicações para expressá-la. Felizmente, já temos em espanhol a primeira, *Tecendo sonhos e realidades, as contribuições do paradigma holográfico à psicoterapia ericksoniana*, de Guilhermina Krause[17] e espero que logo tenhamos outras mais.

Einstein propõe que passado, presente e futuro (para nós, o futuro provável) estão ocorrendo ao mesmo tempo e formam uma unidade. A visão linear que temos do tempo, que nos faz crer que o passado já passou, é produzida por nosso cérebro. Isto nos permite entender porque mudando o presente, transformamos nosso passado e nosso provável futuro, sem ter que ir ao passado para enfrentar situações difíceis e dolorosas.

Se o Universo funciona como um holograma, seria a projeção criada por uma energia-matéria consciente, nossa essência, o que realmente somos e, como já assinalei, em cada uma de suas partes, em mim, como parte do Universo, estaria a informação do Todo. Isso quer dizer que cada momento de nossa vida, nossas ações, desejos, emoções, idéias, passam a formar parte do Todo no momento em que se dão. Rupert Sheldrake chama esse Todo de campo mórfico porque propõe que, na medida em que se vão acumulando registros similares, criam-se padrões, formas, que se expressam em todos os indivíduos da espécie. As vivências acumuladas de todos os seres humanos desde a criação dos aparelhos eletrônicos e os computadores, criaram padrões no campo mórfico que nos fazem crer que nossas crianças e adolescentes nasceram com um *chip* que lhes facilita o manejo desses aparelhos.

Assim, parece que, quando nos encontramos num estado ampliado de consciência, como são o transe hipnótico natural e a meditação, temos acesso às gravações do campo mórfico e as podemos modificar. Isso explica porque quando uma pessoa muda através da psicoterapia ericksoniana, onde se trabalham lembranças de sua história ou símbolos que provavelmente condensam situações de vida, podemos constatar freqüentemente que outros indivíduos da família também mudam positivamente, sem ter vindo à terapia. Se isto é assim, através da psicoterapia ericksoniana, podemos influir sobre as gravações de todo o campo mórfico, de toda a humanidade, em todos os tempos.

Eu sempre afirmei que construímos a realidade, daí o título do vídeo de minha cirurgia de vesícula sem anestesia, nem medicamentos: *A construção de uma realidade*[18]. Isto tem a ver com conceito de *sincronicidade*. O termo foi utilizado no século passado por Carl Jung para referir-se a "dois eventos que se dão de maneira simultânea, um no plano material e outro no mental, sem que nenhum seja causa do outro". Por exemplo, desejamos encontrar uma pessoa e, de repente, a encontramos num lugar em que, nem ela, nem nós costumamos ir. Isto não é uma coincidência e sim, uma sincronicidade.

Para Jung, não existe uma relação de causa-efeito entre os dois fatos, no entanto, a Física Quântica nos diz que nossa CONSCIÊNCIA constrói a realidade material, nosso desejo de encontrar essa pessoa fez com que isso acontecesse. As sincronicidades podem ser muito mais complicadas e elaboradas, ao ponto de não podermos pensar nelas como simples coincidências.

Podemos entender essa CONSCIÊNCIA como a combinação de: Desejo de que algo aconteça, Certeza de que assim será, Criação de uma Imagem mental de sua realização e Incerteza a respeito de quando e como acontecerá. Espero que muito breve teremos uma publicação dedicada a esse tema: *A técnica de reenquadre de Milton H. Erickson como uma forma de gerar sincronicidades*, de Federico Reyna. O paciente chega com um desejo de mudar e com Fé no terapeuta, que o faz imaginar o resultado (técnica do Ensaio) e cria a expectativa de que isso acontecerá sem saber como nem quando. O Dr. Ercikson comentava com seus pacientes: "Eu não sei se a mudança ocorrerá esta noite, ou amanhã, ou quando você deixe de vir aqui, não sei se será pouco a pouco ou de uma só vez", etc[19].

Antes de terminar este assunto, gostaria de comentar que temos observado que a prática da psicoterapia ericksoniana, a partir do papel do terapeuta ou a partir do paciente, nos leva a desenvolver nossa percepção e outras habilidades que podem ser consideradas fenômenos paranormais ou não comuns, como os chamaria o Dr. Etzel Cardeña[20] e que é muito importante aprender a manejar bem. Isto é algo para explorar e comentar em outro trabalho.

Antes de terminar este capítulo, gostaria também de propor a você, leitor, leitora, uma pergunta que tento responder no próximo livro[21]: se as alucinações visuais e auditivas dos psicóticos fossem percepções de registros no campo mórfico, como poderíamos explicar e tratar a loucura?

Espero que você desfrute a leitura de *Concerto para quatro cérebros em psicoterapia* como eu desfrutei quando me dispus a escrever este capítulo e que suas idéias lhe sejam de utilidade. Agradeço por seu interesse e por nos ajudar a construir caminhos com o coração.

Teresa Robles
Centro Ericksoniano do México, A.C
10 de Agosto de 2005

Notas e referencias bibliográficas

1. KRAUSE, Guillermina. *Tejiendo sueños y realidades, aportaciones del paradigma holográfico a la psicoterapia ericksoniana.* México: Alom Editores, 2005.

2. Ver capítulo: *Sua respiração está digerindo...*, em ROBLES, Teresa, *A Magia de Nossos Disfarces.* Belo Horizonte: Diamante, 2001, pp. 23-27.

3. Ver capítulo: *Aprendendo, desfrutando, saudavelmente, automaticamente*, em ROBLES, Teresa, *A Magia de Nossos Disfaces*, Belo Horizonte: Diamante, 2001, pp. 87-97.

4. Sobre a técnica Entremeamento, ver o capítulo *Como manter a direção e o caminho - As técnicas para sugerir* deste livro, pp. 174.

5. Ver capítulo: *Buscando caminhos com o coração* deste livro, pp. 109.

6. Agora tenho outras explicações que pretendo sistematizar e publicar, em breve, em um outro livro que se entitulará *Se a vida é fácil, porque a tornamos difícil?* ou *Como começamos a nos sentir mal?*

7. Ver capítulo: *Desenhando rastros no mar... O trabalho com símbolos* deste livro, pp. 223.

8. Ver capítulo: *Garrafinha de Jerez, tudo o que você tenta sai ao contrário - Quatro receitas contra o duplo vínculo*, em ROBLES, Teresa, *A Magia de Nossos Disfarces*, Belo Horizonte: Diamante, 2001, pp. 87-97.

9. Este conceito foi criado por Gregory Bateson ao estudar o tipo de comunicação que acontecia entre os pacientes esquizofrênicos internados

em um hospital e as mães que os visitavam. Ver BATESON, Gregory, Don D. JACKSON, Jay HALEY e John H. WEAKLAND, *Hacia una teoría de la esquizofrenia* em BATESON, Gregory, *Pasos hacia una ecología de la mente. Una aproximación revolucionaria a la autocomprensión del hombre*, Buenos Aires: Carlos Lohlé, 1976, pp. 231-256.

10. Ver: ROBLES, Teresa, *Terapia Feita sob Medida, Um Seminário Ericksoniano com Jeffrey K. Zeig, Ph.D.*, 2ª edição revisada, Belo Horizonte: Diamante, 2005.

11. Ver: ROBLES Teresa, *Indirect Work with couples*, em *The handbook of Ericksonian Psycotherapy,* editado por Brent B. Geary e Jeffrey K. Zeig, Phoenix: The Milton H. Erickson Foundation Press, 2001, pp. 443-457.

12. Ver: *1. Mecanismos de Proteção* deste mesmo capítulo.

13. Ver: *Exercício para despertar o Eu Sou e se colocar em contato com ele*, em ROBLES, Teresa, *Grupo de Crescimento.* Belo Horizonte:Diamante, 2005, pp. 48-50.

14. DILTS, Robert, *Las Creencias,* México: Urano, 1998.

15. ROBLES, Teresa, *Grupo de Crescimento.* Belo Horizonte: Diamante, 2005.

16. Sobre este tema se pode consultar CASULA, C., *Introducción*, em SHORT, Dan, *Estrategias terapéuticas de Milton H. Erickson*, México: Alom Editores, 2005.

17. *Ibíd.* 1

18. Disponível a venda no Centro Ericksoniano do México.

19. Esta técnica de sugestão se conhece como pressuposições de tempo e de lugar.

20. CARDEÑA, Etzel et. al., *Varieties of Anomalous Experience*, APA Books, 2000.

21. *De médico, poeta y louco, todos tenemos un poco. Ensayos sobre la locura*, em breve por Alom Editores.

SEGUNDA PARTE

COMO SE CONSTRÓI A REALIDADE

1. ANTECEDENTES

Podemos situar o inicio da história formal da hipnose em 1765, com os trabalhos de Franz A. Mesmer e suas curas coletivas espetaculares.

Mesmer propunha que as doenças eram conseqüência de uma "aberração da harmonia orgânica" produzida pela concentração inadequada de um fluido magnético invisível que se instalava no corpo humano, proveniente do sol, da lua, dos planetas, da terra, dos metais e dos animais. Pensava que a cura consistia em fazer fluir o magnetismo, retirá-lo de uma parte do corpo e fazê-lo chegar à outra, através da vontade e da concentração mental, e com ajuda de certos instrumentos externos: uma vasilha com água à qual se acrescentava limalha de ferro ("água magnetizada") e varetas do mesmo material. Mesmer preparava um ambiente especial, à meia luz, com música, para ali realizar seu tratamento, que primeiro foi individual e depois coletivo.

Reunia os doentes em grupo e os curava "magnetizando-os" com varetas submergidas nessa água preparada ou com passes manuais que ele lhes dava, concentrando-se enquanto passeava entre eles. Os doentes apresentavam fenômenos somáticos provavelmente provocados pela sugestão: tossiam, suavam, alguns tinham convulsões e, em muitos casos, obtinham alívio de seus males. Pouco a pouco, da cura se passou ao espetáculo teatral.

Hoje em dia, quando ouvimos falar da hipnose, ainda pensamos em uma situação de espetáculo. A primeira imagem que nos vem à mente é de uma pessoa poderosa que está controlando a mente de outra que, adormecida, inevitavelmente a obedece porque perdeu a consciência e a vontade.

Essa imagem resulta do fato de que todos nós estivemos em contato com a hipnose de palco e que talvez alguns já tenham escutado que, durante o Século XIX e princípio do Século XX, a hipnose foi utilizada na medicina e na psicoterapia e foi abandonada sabe-se lá porquê. Haverá quem pense que ela foi abandonada por causa de sua ineficácia; outros pensarão que Freud deixou de usar a hipnose porque seus pacientes se negavam a lembrar o que ele lhes ordenava, ou porque com ela desapareciam os sintomas e, segundo ele, depois de um tempo, voltavam a aparecer, pois o conflito causador desses sintomas não tinha sido resolvido.

As imagens que descrevi linhas atrás correspondem, em parte, à hipnose clássica, com a qual Freud trabalhava, onde se propunha que o papel do hipnotizador consistia em induzir no sujeito um estado em que estivesse receptivo às suas sugestões, o transe.

Em termos gerais, diz-se que o transe é um "estado alterado de consciência", definindo este em oposição à "normalidade" como se tudo que não é consciência fosse um "estado alterado". Nós preferimos falar do transe ericksoniano como um estado alternativo ou, melhor ainda, um estado ampliado de consciência, onde a atenção está voltada ao interior ao mesmo tempo que a pessoa segue em contato com o que está fora.

Nos primórdios da história formal da hipnose, pensava-se que o transe era um estado patológico, ou no mínimo implicava em se ter uma mente débil. Em termos modernos, é um estado em que as faculdades mentais críticas - "a razão e a lógica, estão temporária e parcialmente suspensas e a pessoa está imaginando e sentindo mais do que pensando".[1] Neurofisiologicamente, define-se como um estado em que o sujeito está funcionando sob o predomínio de seu cérebro direito. O sono fisiológico é outro estado de consciência, onde se dão fenômenos similares aos do transe (alucinações, perda de noção do tempo, etc.) que dependem da atividade do cérebro direito.[2] Em vigília, estamos sob o predomínio do cérebro esquerdo. O capítulo de Marcelo Álvarez trata deste tema em particular mais detalhadamente.

Se definirmos a hipnose como uma técnica para induzir um estado alternativo de consciência com algum fim determinado, teremos que procurar o início da história informal da hipnose nas origens da humanidade, da cultura, nos ritos mágicos e religiosos, na adivinhação dos sonhos, na arte da profecia, na medicina antiga e tradicional.

Os diferentes elementos que constituem estas práticas induzem ao transe, porque focalizam a atenção em sensações especiais - sons, odores, por exemplo, que aparecem dentro de um contexto particular onde se tem a certeza, atuando como auto-sugestão, de que ali está acontecendo algo diferente. Na dança do veado dos índios do norte do México, para um observador ocidental, o dançarino representa o papel do veado e imita todos os seus movimentos, mas para quem dança, ele é o veado nesse momento e vive a angústia provocada pela perseguição dos caçadores e, finalmente, pela sua morte. Tudo isto propiciado pelos sons monótonos da música e dos chocalhos que leva nos pés. Entre os mesmos índios, os bailarinos de Pascola dançam dia e noite sem parar, com a mesma música monótona, com os mesmos passos que se repetem até caírem no chão. O cansaço físico e a concentração nos movimentos repetidos os fazem entrar em um estado de transe. Podemos também imaginar o que vive a pessoa doente que recorre ao curandeiro para "que lhe tire o mal", nesse quarto semi-escuro, com odores desconhecidos e decoração estranha, ouvindo rezas que não entende, com uma mistura de medo, esperança e grande expectativa e como, à medida que avança a cura, interpreta cada coisa que experimenta no corpo como um sinal de mudanças incompreensíveis. Sente a presença do curandeiro ou do bruxo que está comunicando-se com ele de uma forma diferente, coisas estranhas acontecem através da auto-sugestão e procura descobrir, em suas percepções, a constatação de que isto é verdade e, com certeza, a encontra, porque a cria.

Em outro estilo, os diferentes tipos de meditação que se praticam há milhares de anos nas culturas orientais produzem também diferentes estados de consciência. Chega-se a esses estados desviando a atenção dos pensamentos e concentrando-a nas sensações que podem surgir da simples respiração ou da respiração aliada a um som ou a um movimento rítmico.

Se voltarmos à história formal da hipnose, na hipnose clássica tratava-se de induzir um estado em que o sujeito perdesse a consciência e o controle, para que este passasse às mãos do hipnotizador, com o objetivo de torná-lo mais receptivo às sugestões que chegassem do exterior. Falava-se de sujeitos que eram mais ou menos hipnotizáveis – ou seja, que podiam ser hipnotizados ou não -, mais ou menos sugestionáveis, e criaram-se medidas e escalas cada vez “mais precisas” para medir os graus de hipnotizabilidade e de sugestionabilidade. Foram inventadas mais e mais técnicas, que enchem os manuais de hipnose clássica, para burlar o controle e a resistência do paciente, para "aprofundar" o transe e para evitar que a pessoa saísse dele por vontade própria. Este foi o tipo de hipnose que provou suas limitações.

A hipnose moderna tem seus antecedentes nos anos trinta, em Nancy, França. Na escola de Nancy (que entre outros expoentes destaca Liébault, Berheim e Coué), considerava-se que o estado de transe era um estado normal, e não patológico, como se afirmava na mesma época na Escola da Salpêtrière, em Paris, onde trabalharam Freud e Charcot. Em Nancy, propunha-se que a mudança se produzia de uma forma não consciente, através da imaginação e sem intervenção da vontade. Propunha-se, também, que as sugestões operam somente quando encontram, na pessoa que as recebe, um eco interno e, nesse sentido, são auto-sugestões.[3]

De acordo com os princípios de Nancy, nos anos cinqüenta, Milton H. Erickson, psiquiatra norte-americano, desenvolveu as técnicas hipnóticas clássicas, dando-lhes um novo sentido, e organizou outras novas. Incorporou todas elas como parte de um estilo de comunicação em geral e de comunicação terapêutica em particular, eliminando a formalidade e os rituais da hipnose clássica, de modo que se chegou a falar que Milton H. Erickson fazia "hipnoterapia sem transe". Suas contribuições à hipnose moderna foram fundamentais, a ponto de ser considerado o pai da hipnose moderna.[4] Na segunda parte deste livro, trataremos detalhadamente de algumas técnicas, princípios e características, mas, antes, quero apresentar-lhes o que eu considero um de seus fundamentos primordiais, a Epistemologia Construtiva e os resultados sobre as investigações em torno do funcionamento diferente e complementar dos dois cérebros.

Referencias bibliográficas

1. ROBLES, Teresa. *A magia de nossos disfarces*. Belo Horizonte: Diamante, 2001, Cap. 5 - "Dois tigres aprendem a brigar", pp. 69-78.

2. PEREZ GOMEZ, Augusto. Alteraciones Perceptuales. Em: ARDILA, Alfredo. *Psicología de la percepción*. México: Trillas, 1980, pp. 335-355.

3. ARAOZ, Daniel L. *The new hypnosis*. New York: Brunner/Mazel, 1985, p. 4.

4. ERICKSON, Milton H. *Seminários de introdução à hipnose*: Califórnia 1958. Belo Horizonte: Diamante, no prelo.

2. A REALIDADE... CONHECE-SE OU SE CONSTRÓI?

Não podemos conhecer a realidade, tal qual ela é, porque estamos limitados por nossos sentidos. Sabemos que existem certos sons cuja freqüência alguns animais percebem, mas nós não. Nossa visão também tem limitações quanto à distância e aos detalhes. Ao longo de sua história, o homem foi criando instrumentos para aperfeiçoar a capacidade de percepção de seus sentidos. Hoje pode ver com o microscópio e o telescópio o que antes não via com seus próprios olhos e nem sequer sonhava que existisse. Ao construir instrumentos que lhe permitem uma percepção diferente das coisas, vai construindo novas concepções da realidade.

Isto é muito nítido em relação à percepção da dor. Podemos considerar a dor, do ponto de vista orgânico, como um sinal do nosso corpo de que algum tecido está sendo machucado, mas também sabemos que tendemos a interpretar como dolorosas as sensações que são desconhecidas e, sobretudo, que se dão num contexto onde se espera que haja dor. No caso de pessoas que sofrem uma intervenção cirúrgica, por exemplo, queixam-se mais as que chegam para a operação com medo, acreditando que vão sofrer muito, ou aquelas que passaram por experiências traumáticas deste tipo. Alguns médicos sabem bem que, se explicarem ao paciente, passo a passo, o que vão fazer nele e o que vai ocorrer durante o processo de recuperação, este ficará mais tranqüilo e sentirá menos dor. Se uma pessoa sabe que, no período pós-operatório, a cicatrização é sentida como um estiramento da pele e como um comichão na ferida, quando registrar essas sensações, elas serão apenas um sinal de que está sarando e não a incomodarão. Se não souber disso, ao senti-las, provavelmente vai dizer que são dolorosas (porque aprendemos que as feridas doem) ou que são incômodas.

Damos significados aos estímulos por nossas experiências prévias e os reforçamos com base em coincidências que se repetem. É o caso das superstições: se derramarmos sal, teremos má sorte, mas se jogamos um punhado de sal sobre o nosso ombro, esta fica anulada. Como, depois de haver realizado essa ação, nada de ruim nos acontece, convencemo-nos de que foi graças ao sal que atiramos por cima do ombro. Assim vamos construindo a realidade. Não podemos conhecê-la tal qual ela é. A realidade nada mais é que uma construção pessoal e social, desde que seja compartilhada, aparentemente, porque nunca sabemos se o branco que eu vejo é o mesmo branco que você vê. Então, como é que podemos nos encontrar e funcionar nesta realidade desconhecida?

Ernest von Glasersfeld nos responde utilizando uma metáfora. A realidade é como uma fechadura, e nossa construção dela, a chave que a abre.[1] Nunca conheceremos o formato interno da fechadura, nem mesmo é importante, o que interessa é abrir a porta. E podem existir muitas chaves de formas diferentes que abram a mesma fechadura. Se uma não abre, não questionamos a fechadura, simplesmente procuramos outra chave. Podemos ver a atividade cognitiva do homem, diz von Glasersfeld, como um forjar de chaves com as quais ele pode abrir caminhos que o conduzam aos fins que ele elege. As teorias, as ideologias, todas as explicações do mundo são chaves que abandonamos quando mostram suas limitações.

Antes acreditava-se que a terra era o centro do universo e que os planetas e o sol giravam ao redor dela; podia-se marcar as estações do ano e prever os eclipses com bastante precisão. A chave abria as portas necessárias. Quando não abriu alguma porta nova, foi preciso experimentar outra chave e surgiu a concepção heliocêntrica do universo: a terra e os planetas girando em torno do sol, que então abria essa fechadura.

Não temos informação sobre o que é a realidade (o formato da fechadura). Só temos a informação do que não é, se a chave não abre. Este último ponto fica claramente ilustrado com outra metáfora, agora proposta por Watzlawick.

O capitão de um navio deve cruzar um estreito de mar durante uma noite escura e tempestuosa, sem conhecer a configuração do estreito, sem carta de navegação que o oriente, sem farol ou outro auxílio da navegação... Se o casco bate contra recifes... o capitão descobre que aquela NÃO era a rota. Mas, se ao contrário chega são e salvo ao cruzar o estreito, isto só demonstra que a rota tomada não o levou a se chocar... com nenhum recife... não ensina ao capitão nada sobre a verdadeira configuração do estreito de mar.[2]

Navegamos às cegas pela vida, acreditando que conhecemos o caminho e, quando nos chocamos, choramos e nos assustamos em vez de nos darmos conta de que acabamos de descobrir uma das poucas coisas que realmente podemos conhecer: o que a realidade não é. Não poder nunca conhecer a realidade, é o lado cinza deste ponto, o lado rosa é que a vida se apresenta como um mistério, convidando-nos a explorá-la, cheia de surpresas e, cada vez que nos enganamos e as coisas não saem como queríamos que saíssem, é um convite a recomeçar a procura por outro lado.

É o caso, por exemplo, de uma mulher que começa a sair com um homem casado que, com certeza, não se dá bem com sua esposa - não se tocam e faz anos que mal dirigem a palavra um ao outro. Se a relação entre os amantes está cada vez melhor, provavelmente ela peça ou exija que ele se divorcie para estabelecer uma relação aberta e permanente com ela. Se ele reage se negando a se divorciar, ainda que ela interprete isso como uma falta de carinho ou como um desprezo, a única coisa que realmente sabe é que ele não pode terminar a relação com sua esposa, por qualquer razão que não conhecemos - seus princípios, o que dirão, culpa, convencionalismo, entre outras alternativas possíveis. Pela negativa dele em se divorciar, ela não pode saber se ele a ama ou não, apenas que, nesse momento, ele não é capaz de terminar sua relação matrimonial. Os dois ignoram que tipo de relação não-convencional podem construir juntos. Para sabê-lo, precisam experimentar e ensaiar caminhos diferentes e, cada vez que fracassam, saberão que não é assim até que, de repente, se encontrem vivendo uma situação onde os dois se sintam bem, em que estão "fazendo um novo caminho ao andar, um caminho com o coração", como veremos mais adiante.

Se não percorremos caminhos, nem sequer teremos a possibilidade de saber o que são. Se não experimentamos as chaves, nunca poderemos saber quais as que não correspondem às fechaduras, ou seja, o que a fechadura não é. Se experimentarmos diferentes caminhos, teremos mais possibilidades de conhecer, ainda que seja às custas de tropeções, quedas e trombadas. Se tivermos mais chaves, poderemos abrir mais portas, ainda que tenhamos descartado muitas mais. Daqui derivam duas hipóteses fundamentais:

"Se quiser conhecer, aprenda a agir" e "Aja sempre de um modo que incremente o número de escolhas" (de chaves possíveis).[3] Antonio Machado nos diria: "faz-se o caminho ao andar"[4] e Carlos Castañeda, citando Don Juan: "todos os caminhos são iguais: não levam a nenhum lugar. São caminhos que vão pela floresta..." e "Olhe cada caminho de perto e com atenção. Experimente-o tantas vezes quanto considere necessário Depois faça a você mesmo, e somente a você, uma pergunta... esse caminho tem coração?"[5] A chave abre a porta que você quer?

Ao interagir com a realidade que não conhecemos construímos uma realidade interna que é a que nos determina as próximas percepções do mundo que nos rodeia, determina como sentimos e, em grande parte, como atuamos. Isto é intuído pela sabedoria popular e por alguns poetas. Um conhecido refrão mexicano diz: "Cada um fala conforme lhe foi a féria". Ramón de Campoamor expressa em um poema: "Neste mundo traidor / nada é verdade ou mentira / tudo é conforme a cor / da lente através da qual se mira".[6]

E a realidade interna se constrói, em grande parte, a partir da posição que ocupamos em relação aos demais. Quando há uma discussão acalorada entre duas pessoas, por exemplo, um adolescente e seu pai, cada um tem a sua própria versão do acontecido, que surge de sua posição perante o outro. São visões diferentes e até contraditórias, e não quer dizer que um esteja dizendo a verdade e o outro mentindo, senão que cada um tem seu próprio ponto de vista sobre o que aconteceu. E se uma terceira pessoa observou o conflito, esta terá com certeza uma terceira versão. Além disso, todos sabemos que a discussão que se daria diante de um terceiro seria diferente da que se daria com os dois implicados, encontrando-se a sós. As diferenças dependeriam, mesmo assim, de quem fosse o observador. Discutir na presença da mãe, que pode tomar partido, não é a mesma coisa que discutir na presença de uma visita importante. Em todos os casos o terceiro se veria, de alguma maneira, afetado pela discussão que, inclusive, poderia levá-lo a atuar de alguma maneira. Assim, o observador e o observado se influenciam mutuamente, formam uma unidade. Mas, além disso, tanto o adolescente quanto o pai atuam um frente ao outro, de forma congruente, com uma visão prévia que tinham das coisas. Justamente porque tinham duas visões distintas, surgiu a discussão. O observador também reagirá diante deles de acordo com a realidade que tem pré-concebida de como deve comportar-se um adolescente diante de seu pai e este perante o seu filho.

Nossa realidade interna nos leva a atuar de determinada maneira e, ao fazê-lo, influímos sobre a realidade exterior, especialmente sobre os outros com quem nos relacionamos. E assim surgem as profecias que se autoconcretizam.

A moça que tem certeza de que os pretendentes que se aproximam dela convidam-na para sair e nunca mais tornam a falar-lhe, construiu a realidade de que todos os homens a abandonam, ou que sempre escolhe homens que não querem compromisso. Não entende que, quando sai com alguém, pensando que o outro se aborrece com ela ou não a aceita, sua atitude é distante ou incômoda e provoca no rapaz o que ela temia. Dias após o encontro, se o amigo lhe fala, ela responde em tom de queixa, decepcionada por ele só procurá-la para ver como está e não a convidar para sair. Exatamente esse tom de queixa pode ser a razão pela qual, no transcurso da conversação, o outro decida não convidá-la. É obvio que ela não se dá conta de suas atitudes. Suas ações inconscientes confirmam sua profecia.

Uma profecia que se autoconcretiza, diz Watzlawick[7], é uma predição que, pela simples razão de haver ocorrido, converte-se em realidade, e assim confirma o que se profetizava. A certeza de que um fato vai acontecer, faz com que as condições necessárias para que este ocorra sejam criadas, isto é, cria-se uma realidade que não existiria sem ele. Se construirmos uma realidade com a convicção absoluta de que é assim, condicionamo-nos para atuar de modo que ela se cumpra.

No entanto, as coisas não são tão simples pois, dentro de nós existem, pelo menos, duas construções da realidade que derivam dos diferentes funcionamentos dos dois cérebros.

Referências bibliográficas

1. VON GLASERSFELD, Ernest. Introdução ao construtivismo radical. Em: WATZLAWICK, P. *A realidade inventada*. Campinas: Psy II, 1994.

2. WATZLAWICK, Paul et al. *A realidade inventada*. Campinas: Psy II, 1994, p. 18.

3. Von FOERSTER, Heins. Construindo uma realidade. Em: WATZLAWICK, Paul et al. *A realidade inventada*. Campinas: Psy II, 1994.

4. MACHADO, Antonio. Cantares. Interpretado por Joan Manuel Serrat em: *Dedicado a Antonio Machado, poeta*, Lado A, Discos Capitol.

5. CASTANEDA, Carlos. *Las enseñanzas de Don Juan*, México: Fondo de Cultura Económica, 1989, p. 134.

6. DE CAMPOAMOR, Ramón. *Obras poéticas completas*. México: Maucci Hermanos Casas Editoriales, Tomo I.

7. WATZLAWICK, Paul. Profecias que se autocumprem. Em: WATZLAWICK, Paul et al. *A realidade inventada*. Campinas: Psy II, 1994.

3. O CÉREBRO

Os homens deveriam saber que de nenhuma parte mais que do cérebro provêm as alegrias, deleites, risos, brincadeiras, pesares, tristezas, depressões e lamentações. E por isso, de uma maneira especial, nós adquirimos a sabedoria e o conhecimento, e vemos e ouvimos e sabemos o que é ruim, o que é bom, o que é doce e o que é desagradável. Pelo mesmo órgão nos tornamos loucos e delirantes e nos assaltam medos, terrores, alguns pela noite e outros durante o dia, e os sonhos e os devaneios sem fim, e as preocupações pouco adequadas, e a ignorância das circunstâncias do momento, a grosseria e a falta de habilidade. Todas estas coisas as devemos ao cérebro quando não está são... ou quando sofre qualquer outra aflição não usual ou além do natural.

Hipócrates em A doença sagrada

Um pouco de história

Desde os fins do século XIX, já no raiar do século XX, os grandes investigadores como os histologistas Golgi, Ramon e Cajal; os fisiologistas Sherrigton e Adrian; os farmacologistas Erlich e Langley; e os estudiosos da conduta Pavlov e Freud têm revolucionado as idéias a respeito de como funciona o sistema nervoso. A teoria da "doutrina neuronal", estabelece que o neurônio é a unidade estrutural e funcional do sistema nervoso. Os estudos de Galvani a respeito da bio-eletricidade comprovaram o funcionamento das células nervosas como condutores de eletricidade, e os estudos farmacológicos permitiram esclarecer as bases químicas da transmissão da informação entre os neurônios. Tudo isso estabeleceu, sem deixar dúvidas, que todas as funções do sistema nervoso, desde a recepção da informação até os processos mais intricados das estruturas superiores, se baseiam em mecanismos eletroquímicos dentro das redes neuronais.

No entanto, nem os exaustivos estudos sobre os reflexos de Sherrington e Plavov nem os estudos sobre a conduta com o rigor da metodologia científica de Watson e Skinner puderam elucidar os processos mais complexos: Como acontece a experiência subjetiva? Ou seja, como acontece a representação intracerebral da realidade externa e interna do indivíduo e como esta se armazena nessa intricada rede de neurônios? Essas perguntas têm propiciado o desenvolvimento de uma nova geração de investigadores em todas as áreas do conhecimento e, conseqüentemente, de novas hipóteses de trabalho. A teoria de um processo interno (cognitivo), baseado numa inter-relação complexa entre as estruturas do sistema nervoso (especificamente do encéfalo), que parte das representações (guardadas na memória), provenientes da experiência sensorial, constitui um modelo atrativo para a explicação da experiência subjetiva da realidade. Não explica tudo, mas é um bom começo.

Permanece mesmo assim o problema do estudo dos substratos, não em suas características estruturais íntimas, mas em suas relações dinâmicas e em suas mútuas influências, para explicar os aspectos de atos como os da compreensão, autocrítica ou imaginação criativa, que podem ou não se manifestar como conduta observável de maneira imediata.

Como então se estudam o cérebro e suas funções?

Durante muito tempo os pesquisadores utilizaram animais de laboratório, nos quais se observava o déficit produzido como resultado de uma lesão cerebral provocada intencionalmente. No entanto, os resultados, mesmo quando ilustrativos, nem sempre são aplicáveis aos seres humanos. Outra forma largamente explorada foi a de estudar as pessoas com lesões, qualquer que fosse a origem da mesma.

Atualmente, com o avanço tecnológico, temos várias técnicas de pesquisa do cérebro por imagem como a tomografia axial computadorizada, os estudos com marcadores radioativos, a termografia, a ressonância magnética, entre outras, que podem ser utilizadas em pessoas saudáveis ou com algum tipo de lesão. Fazendo uso dessas técnicas enquanto a pessoa executa tarefas diversas (imagem funcional), como imaginar, resolver problemas manuais ou mentais ou planejar uma ação futura, os pesquisadores podem nos trazer luz com relação aos algoritmos[1] que regem as interações neurais e que têm como resultado isso que chamamos de atividade mental.

Conhecendo o cérebro: uma forma de começar

Com certeza você viu alguma vez uma noz sem casca. Lembre-se de como é enrugada, com entrâncias e saliências e com uma divisão central ao longo de si. Se você pegar somente a metade da noz e observá-la, perceberá como toda a parte externa é cor café, mas, se você parti-la, poderá ver que seu interior é branco, não é mesmo? Bem, pois essa é aproximadamente, a forma e aparência que tem o nosso encéfalo. Como na noz dentro da sua casca, nosso encéfalo dentro do crânio tem duas partes chamadas *hemisférios cerebrais* (ver Figura 1), um direito e um esquerdo. Os dois se encontram divididos pela metade por um grande sulco ou *fissura central*, e em sua base estão unidos por uma estrutura chamada *corpo caloso*, formada por uma enorme

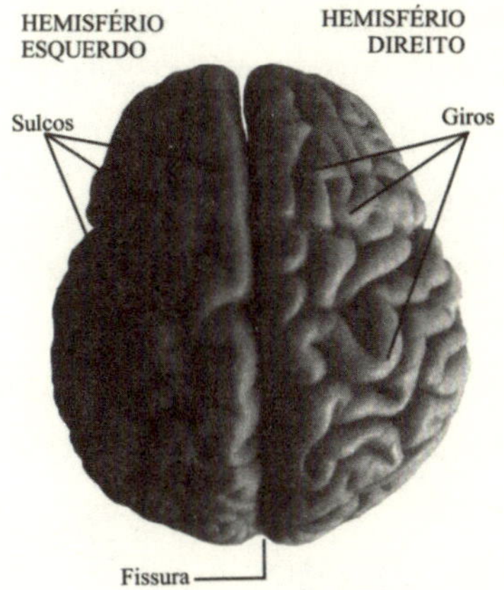

Figura 1

quantidade de fibras que, como cabos, conectam as duas partes. Cada um dos hemisférios está recoberto por uma superfície de cor cinza, que na noz corresponde a uma película cor de café. Têm um aspecto rugoso porque têm entrâncias e saliências chamados *giros cerebrais* e, por causa da sua tonalidade cinza, é chamada *massa cinzenta*. Esta cobertura cinzenta, vista ao microscópio, está constituída por células especiais chamadas células nervosas ou *neurônios*, e é o que chamamos *cérebro*.

Os giros e sulcos do cérebro formam abundantes dobras, o que permite que se acomode uma grande superfície no menor espaço possível. Assim, quanto maior a quantidade de dobras, maior a superfície cerebral. Sabemos hoje que existe uma relação entre a área cerebral e as capacidades de integração. Ao nascer, o cerebrozinho do bebê é quase liso e só tem algumas pequenas marcas às quais se vão agregando outros sulcos e giros à medida que vai adquirindo informação e vai aprendendo através da experiência. Existem referências de que o cérebro de Albert Einstein, apesar de ter um peso total menor do que a média de peso para os homens (1230 grs contra 1400 grs), apresentava um cérebro com mais sulcos e giros que o habitual, além de ter os sulcos mais profundos e variáveis na densidade neuronal em diferentes áreas[2].

Cada hemisfério cerebral, possui quatro divisões chamadas *lóbulos*, delimitados por alguns desses sulcos. Os lóbulos recebem seu nome de acordo com o osso do crânio com o qual se relacionam. Assim, para cada hemisfério, temos o lóbulo frontal em relação ao osso frontal, correspondente a região da testa; de lado e para cima, temos o lóbulo parietal; um pouco mais abaixo, bem na região da orelha, temos o lóbulo temporal; e na parte posterior, o lóbulo occipital.

Por dentro, na parte branca que ambos hemisférios possuem, encontram-se outras estruturas, os *núcleos*, que também são aglomerados de células nervosas que se conectam entre si através de milhões de cabos microscópicos. Estes são prolongamentos dos neurônios que ali se encontram e se chamam *dendritos* e *axônios*. Eles interconectam todas as estruturas internas de cada um dos hemisférios, como numa central telefônica. Além disso, formam também a densa rede de interconexões recíproca com o hemisfério do outro lado, chamada *corpo caloso* (ver Figura 2). Esses microcabos,

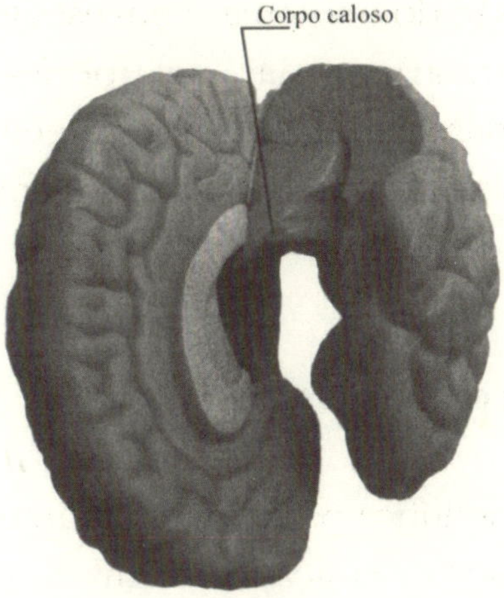

Figura 2

apesar de seu diâmetro microscópico, podem ter uma longitude suficientemente grande para alcançar e conectar-se nos dois sentidos com as partes do sistema nervoso que se encontram mais abaixo do encéfalo, chegando inclusive até a parte mais baixa da medula espinhal para receber a informação sensorial e para controlar as funções motoras do resto do corpo. Essas conexões são cruzadas e simétricas para cada lado[3].

Assim, o cérebro, com seus dois bem delimitados hemisférios e as múltiplas conexões que existem entre eles, recebe as experiências da vida diária e as armazena, interpreta e utiliza. Esses dois hemisférios cerebrais são as estruturas que permitem que a mente se manifeste, já que atuam como intermediários entre esta e a sua realidade. No entanto, os dois hemisférios não são tão simétricos quanto parecem.

Na realidade, são dois sistemas com estratégias diferentes para codificar, armazenar, recuperar, interpretar a informação e para manifestar externamente. Isso é de tal forma que podemos afirmar que temos praticamente **dois cérebros.**

Para que dois cérebros?

A explicação científica parece ser bastante simples, ainda que o processo de criação e formação possa ter sido complicado.

Uma boa forma de compactar uma grande quantidade de neurônios num espaço reduzido é fazendo dobras (lembrar do cérebro de A. Einstein), que, por sua vez, forma sulcos entre eles. Isso aconteceu com o cérebro humano, que cresceu a uma grande velocidade e ficou compactado dentro de seu compartimento ósseo, sendo um cérebro mais pesado em relação ao peso corporal total que o do resto dos animais. Depois disso, com uma crescente necessidade de estabelecer novos e intricados circuitos neuronais para proporcionar as conexões adequadas que lhe permitiram cumprir novas e mais complicadas funções (tais como a linguagem, a imaginação, a criatividade, o pensamento lógico, o planejamento futuro, etc.), mas com a mesma quantidade de neurônios dentro do crânio, o caminho possível foi o de estabelecer funções diferentes em cada hemisfério. Assim, em lugar de ter funções repetidas, estas se repartiram, com o que se duplicou a capacidade do cérebro. Simples lei da economia! Dois cérebros no lugar de dois repetidos, o que permite ampliar as possibilidades e até criar situações novas.

Os estudos recentes do cérebro confirmam que existem funções diferentes em cada lado do cérebro, mas também demonstram que os dois lados trabalham de maneira conjunta e não de maneira isolada. Uma boa analogia é a de comparar as antigas estruturas debaixo do cérebro com um automóvel, ao passo que os dois cérebros seriam o piloto e o co-piloto. Um dirige o automóvel pelo asfalto da estrada, enquanto o outro planeja rotas alternativas para chegar ao mesmo destino ou até inventa destinos diferentes.

Em 1960 o Dr. Roger W. Sperry, prêmio Nobel em 1981, descobriu as diferentes funções dos cérebros direito e esquerdo. Ele conseguiu realizar essas descobertas fazendo observações clínicas em pacientes com *cérebro dividido*, ou seja, com as numerosas conexões entre os dois hemisférios interrompidas, impedindo assim sua comunicação. Esse quadro clínico permitiu estabelecer com muita precisão as funções diferenciais de cada cérebro.

A um paciente que sofria crises epiléticas incontroláveis, praticou uma secção do corpo caloso, separando os dois hemisférios na esperança de confinar os ataques a um hemisfério apenas. Curiosamente, eliminaram-se também os ataques unilaterais. É como se o corpo caloso intacto tivesse servido para facilitar a atividade dos ataques. Uma vez o paciente recuperado da intervenção cirúrgica, perceberam que, em algumas circunstâncias, o paciente parecia ter duas formas diferentes de consciência para o mesmo fato, dando a impressão de que cada lado do cérebro tinha uma mente própria.

Os numerosos estudos que se fizeram desde então confirmaram os descobrimentos do Dr. Sperry de que existem funções mentais diferentes em um e outro lado do cérebro e que ambos hemisférios cooperam entre si para um funcionamento global A união entre eles, através de milhões de microcabos, estabelece uma íntima união simbiótica, na qual suas capacidades são complementares e, mesmo havendo outras opiniões, tem-se demonstrado atualmente a participação das regiões frontais de ambos hemisférios na imaginação e no planejamento (ou construção) do futuro, intimamente relacionadas com o processo da imaginação.

Quais são as destrezas ou talentos especais de cada um dos hemisférios?

Os diferentes autores, em relação às funções primordiais, decidiram chamá-las *hemisfério dominante* ou *principal* e *hemisfério subordinado* ou *secundário*, mesmo não existindo uma relação de domínio entre um e outro, nem uma diferença significativa de tamanho. Uma questão atual, que faz referência à especialização complementar dos dois hemisférios cerebrais, trata da substituição do conceito de dominância e não-dominância, definindo um como sendo o *hemisfério categórico*, que se encarrega dos processos seqüenciais e analíticos e o outro como o *hemisfério representacional*, que se encarrega das relações viso-espaciais[4].

Seja qual for a nomenclatura, a diferença que sobressai entre ambos, encontra-se nas áreas da linguagem, já que as funções de reconhecimento e produção deste se dão em regiões específicas de um dos hemisférios, geralmente o esquerdo, enquanto que no seu parceiro hemisférico não existe uma relação funcional e até poderíamos dizer que o cérebro direito é um cérebro mudo em relação à linguagem semântica.

Neste ponto, devemos considerar que em 91% da população total, o cérebro esquerdo é o dominante ou categórico, de modo que nos 9% restantes é o direito que deve ter essa denominação, por exercer as funções correspondentes.

Seja qual for o predomínio em cada pessoa, podemos afirmar, sem medo de nos equivocar, que dentro de nossa cabeça se encontram duas formas de entender o mundo e duas formas de relacionar-se com ele. Quase poderíamos concluir que é como se fossem duas pessoas distintas unidas entre si, onde cada uma pensa, percebe e sente à sua maneira.

Algumas das características de cada um dos dois hemisférios:

HEMISFÉRIO ESQUERDO DOMINANTE, PRINCIPAL OU CATEGÓRICO	HEMISFÉRIO DIREITO SUBORDINADO, SECUNDÁRIO OU REPRESENTACIONAL
Pensamento lógico	É emocional
Pensamento abstrato	Integra
É racional	É intuitivo
É algorítmico	Musical
É simplificador	Holístico (totalizador)
Tem compreensão da linguagem semântica	Reconhecimento de formas
Faz elaboração da linguagem semântica	Elabora a linguagem para-verbal e não verbal
Numérico	Imaginativo
Analítico	Colorido
Linear	Metafórico
Mede o tempo	Espacial
Elabora operações aritméticas	Criativo
Faz relações temporais	Atemporal
É preciso	Alegórico
É explícito	Implícito
É focal	Difuso
É digital	Analógico
Tem memória verbal	Reconhece variações tonais
Reconhece a figura	Reconhece o fundo
Mente consciente	Mente inconsciente

Quantas outras destrezas ou talentos especiais são características do hemisfério direito?

Há ainda muitos aspectos que não têm sido claramente explicados sobre o funcionamento do cérebro direito, subordinado ou representacional. Sabemos que é base de uma enorme capacidade mental e que é um cérebro muito desenvolvido, mas que não pode expressar-se por meio da linguagem semântica como seu homólogo esquerdo, de modo que sua forma de comunicação é totalmente simbólica (alegórica ou analógica). Literalmente é um cérebro mudo, mas não silencioso.

Em geral, o hemisfério direito parece mais bem adaptado para captar a figura total, a estampa inteira de uma cena (é holístico), razão pela qual dizemos que é o cérebro que vê o bosque completo. Encontra-se claramente em vantagem para as habilidades tridimensionais e a localização e manipulação espacial de objetos, sendo responsável pela nossa habilidade de dirigir um carro por um caminho estreito. Tem capacidade de construção espacial e, por tanto, reconhece melhor as caras e as formas que o esquerdo. Oliver Sacks[5], neurólogo inglês, relata os efeitos de uma lesão na área de integração visual do cérebro direito num professor de música que, em conseqüência da lesão, perdeu totalmente a capacidade de relação emocional e pessoal de toda a informação visual e só conserva a capacidade de categorizar e abstrair dados isolados e precisos da mesma. Nesse professor, uma parte da informação visual é enviada a outras zonas do mesmo lado do cérebro, onde se "armazenam" as representações de objetos e, em particular, dos rostos. Desse modo, é capaz de reconhecer uns olhos e estabelecer uma relação com seu dono, mas é incapaz de reconhecer o rosto completo. O paciente podia reconhecer formas e reproduzi-las, podia reconhecer as pessoas por sua voz ou por outra característica, mas não podia reconhecer rostos.

Muitos dos aspectos poéticos e da imaginação criativa são gerados no cérebro direito. Este é base das apreciações musical e estética. A. R. Luria, um psicólogo contemporâneo, relata como um compositor que, em conseqüência de uma embolia cerebral esquerda, ficou limitado em suas funções da fala, mas continuou compondo música e, ao que parece, com mais êxito que antes. Mesmo quando não podia escrever as notas, por sua limitação no corpo do lado direito (dado que as conexões com as partes mais baixas do sistema nervoso são cruzadas), podia recordar as notas e tocá-las no piano com a mão esquerda, o que fundamenta a especialização do cérebro direito na percepção dos sons não relacionados com a linguagem, como a música, mas também outros sons como o choro ou os sons próprios da natureza[6]. O cérebro direito é também responsável por um amplo complemento de emoções que se manifestam corporalmente e com a expressão facial. É muito comum que uma pessoa diga algo aparentemente sem importância ou até sem sentido acompanhado por um risinho, ainda que para o hemisfério esquerdo não fique claro o porquê.

E o que há sobre o hemisfério esquerdo?

Em geral, o hemisfério categórico esquerdo ou dominante controla a linguagem. Especializa-se em produzir e compreender a semântica dos sons da linguagem, em dar significado à informação visual e auditiva. Pode nomear, soletrar, descrever e definir. Controla a escrita utilizando símbolos para nomear as coisas e os gestos com a mão direita. Sendo descritivo, encarrega-se da lógica e do raciocínio matemático, pondera o entendimento de causa e efeito, e estabelece estruturas de hierarquia. Especializa-se em relação aos detalhes de nomes, feitos, dias. Elabora seqüências motoras complexas. Participa com precisão pontual nas descrições e respostas, ou seja, é analítico e seqüencial. Assim, o hemisfério categórico (o esquerdo nas pessoas destras) exerce um papel essencial na organização cerebral da linguagem e em todas as formas superiores de atividade relacionadas com a linguagem.

Cabe mencionar aqui que existe uma relação dinâmica e complementar entre os dois cérebros e que apenas se produz uma alternância natural no predomínio de um e outro dentro dos padrões estabelecidos biologicamente, chamados *ritmos biológicos*. Esse é um mecanismo de equilíbrio que obedece a lei de economia e que permite ao sistema nervoso realizar os ajustes para seu melhor funcionamento. Essas alternâncias se traduzem orgânica e mentalmente em *estados alternativos de consciência.*

Assim, num dado momento, dentro de um período de 60 a 90 minutos, o cérebro categórico (dominante) cede o encargo, de maneira natural, ao cérebro representacional (não dominante) com o que a mente lógica cede o trabalho à mente criativa , holística e atemporal. Este ciclo, por sua freqüência (mais de 12 vezes num período de 24 horas) chama-se *ultradiano* e é considerado o marco biológico para os estados alternativos de consciência (transe hipnótico)[7].

O Dr. Milton H. Erickson costumava ter longas sessões terapêuticas que, em ocasiões, chegavam a ser de três horas, durante as quais o sujeito, invariavelmente, entrava de maneira natural em uma alternância de atividade cortical com predominância do cérebro representacional, situação que ele utilizava magistralmente para uma *indução natural* ou um maior aprofundamento do transe hipnótico. Isso não significa que o sujeito não esteja em condições de entrar em transe em outros momentos, porém nessa situação o sujeito recebe com prazer a oportunidade de entrar num estado alternativo de consciência com maior disposição que em qualquer outro.

E aqui não acaba a história

Na prática, não há nada que nos faça pensar que a evolução biológica do cérebro humano chegou ao seu fim. Ao contrário, a proposta inversa parece mais razoável devido à contínua variabilidade genética e, mesmo que às vezes não se perceba, às contínuas mudanças do ambiente físico e do entorno social.

No entanto, cabem aqui algumas perguntas. As possíveis respostas são tão inquietantes quanto alentadoras. Em que direção vai a evolução do cérebro? É apenas uma questão de sobrevivência? E talvez as respostas a essas perguntas e outras igualmente inquietantes, como as que se originam na incansável busca de sua origem, estão contidas no mesmo objeto de estudo.

Sua estrutura e organização e sua intricada fisiologia, que apenas no último século começamos a desvendar, parecem estar feitas à “imagem e semelhança” desse entorno que as contém e que, por sua vez, trata de explicar. Sua organização estrutural e fisiológica parece ser um modelo da estrutura e organização disso que chamamos Universo e que, pela interpretação de nosso cérebro, entendemos como realidade[8].

Aparentemente, à luz de nosso atual entendimento, esse processo evolutivo é uma forma de aperfeiçoar o modelo (o cérebro), o qual só faz mudar as perguntas e resolver pouco as inquietudes, mas atira muita luz a muitos fenômenos que, até poucos anos atrás, pareciam inexplicáveis para a ciência. Isso não deveria nos surpreender, já que, paradoxalmente, nosso melhor instrumento de estudo é também o objeto (inacabado) de estudo.

O que me chama a atenção, no entanto, não é o possível final evolutivo (se é que haverá) dessa estrutura maravilhosa, mas as vantagens de conhecê-lo e de desvendar algumas de suas qualidades intrínsecas e, sobretudo, aquelas que parecem menos estudadas e que costumamos denominar como "raras" ou "estranhas" e em uma linguagem mais amável, "paranormais".

Isto foi, até algum tempo atrás, um desacato para a ciência e suas melhores explicações baseadas na física, química e biologia. Atualmente, sob a luz dos novos descobrimentos em diversos campos da ciência e em particular da física moderna, da neurociência, da biologia e da psicologia, surgem os novos modelos explicativos do Universo e das interações entre suas partes e, como parte desse Universo, as explicações do ser humano e dessa estrutura que chamamos cérebro.

Os novos modelos

Até pouco menos de um século atrás, nosso entendimento do Universo nos levava à conclusão física de que tudo era *matéria*, desde partículas pequeníssimas, como os átomos, até as grandes massas gravitando no espaço. Em meados do século passado, com o surgimento da era atômica, nos parecia que tudo era *energia*, desde a energia que sustenta os elétrons em sua posição no átomo até a que sustenta as galáxias em sua posição relativa a outras galáxias. Muito recentemente a física nos proporciona outro elemento contido nos campos de energia: *a vibração*. Isto, que aos leigos não nos explica muita coisa, permitiu aos físicos encontrar novos caminhos para explicar o Universo. A conjunção de matéria, energia e vibração abre novos caminhos de entendimento[9].

Esses novos caminhos parecem haver se iniciado com as toerias de Wolfang Pauli (Premio Nobel de Física em 1945) e de Carl Gustav Jung, psicólogo. O primeiro apresentou o princípio de exclusão aplicado às órbitas atômicas, que põe em xeque os conceitos de espaço e tempo ou, no mínimo, obriga a pensar numa nova formulação científica destes. De modo simultâneo (ambos eram amigos), Jung propõe o princípio do sincronismo[10,11], que questiona o conceito de "coincidência", quando dois eventos aparentemente não relacionados causalmente e que têm o mesmo significado ou um significado parecido concorrem no tempo e afirma que as coincidências significativas não podem ser concebidas como puro acaso.

Esses conceitos, retomados pelo físico David Peat, levam-no a pensar que por trás das coincidências significativas existe algo mais, ao que ele chama "sincronicidade", isto é, o "Princípio Unificador, a consciência individual e a totalidade do espaço e tempo"[12]. Mais tarde, David Bohm (colaborador de Einstein), formula os conceitos de ordem implicada (ou implícita, envolvida) e ordem explicada (ou explícita, desenvolvida) para continuar com o trabalho inconcluso de Einstein na previsão da localização no espaço e tempo de uma partícula atômica num modelo. A idéia prevalecente era de que haviam apenas variáveis que ainda não haviam sido explicitadas e que, ao encontrá-las, se encontraria também a explicação do fenômeno (variáveis ocultas).

Bohm, sob os princípios da teoria quântica, postula que todo o fenômeno tem dois níveis de expressão: os que partem da informação disponível e que operativamente são úteis para explicá-lo (ordem desenvolvida) e aqueles que a partir de outras unidades de análise ou variáveis, que talvez neste momento não conhecemos, são mais reais, quanto menos objetiváveis (ordem implícita).

Estas conclusões são bastante inquietantes. Quer dizer então que a realidade pode ser diferente de como a percebemos? A resposta é: Sim! Sob o ponto de vista destas teorias, a realidade, como a concebemos, só depende da forma em que a percebemos, com os elementos com que contamos (o observado depende do observador).

E onde se encontra essa informação?

Jacobo Grinberg, estabelece que todo o Universo constitui uma "matriz informacional" ou "campo informacional" de enorme complexidade que contém em si, em cada uma de suas partes, toda a informação.

A esta estrutura de alta coerência os físicos quânticos chamaram "A Rede" (*The Lattice*), e consideram que é a estrutura fundamental do Universo (como uma grade de ripas ou um gradeado) e que unifica o espaço e o tempo[13]. Este campo informacional, que Bohm chama de ordem implícita, Grimberg o denomina "campo sintérgico".

E o que existe do observador?

Nosso cérebro, como instrumento de observação, interage com este campo informacional e é nesta interação que se manifesta para nós o que chamamos realidade, aquilo que percebemos tal como nos mostram nossos sentidos e que, para nós, é o "mundo objetivo".

No entanto, à luz destes acontecimentos, podemos deduzir que nosso cérebro toma apenas aquilo que nossos sentidos são capazes de captar em termos de modalidades sensoriais, que não são nada mais que modos de energia ou vibração (alterações no campo informacional), ou seja, objetos, cores, formas, texturas, sons, etc.

Dado que no campo informacional encontra-se a informação, mas não a qualidade da mesma, é nosso cérebro quem a decodifica, da forma que pode fazê-lo. O resultado final é o que chamamos percepção, a qual confundimos com o estímulo primário. Essa confusão nos leva a pensar que esse resultado final (percepção) não é algo que nós criamos em nosso cérebro, e sim a realidade imutável e alheia a nós.

Grimberg, desde a Teoria Sintérgica (ou de Síntese Energética), propõe que o processo que se leva a cabo na intricada rede de interconexões neuronais do cérebro para interpretar a informação de nossos receptores sensoriais constitui o "campo neuronal" e que esta imensa rede de interconexões constitui, por sua vez, uma matriz informacional que emula o campo sintérgico e interage com este.

Concluindo, os fatos observados são apenas um estado particular da matéria, energia e vibração unidas pelo significado comum que lhe dá o observador, nosso cérebro. As variáveis ocultas não são apenas abstrações, porém realidades físicas no amplo sentido do termo, contidas numa ordem implícita (campo informacional), como denomina Bohm, ou Campo Sintérgico de Grimberg-Ziberbaum ou o campo quântico da física moderna.

O modelo holográfico

O modelo holográfico ou como é chamado, "O novo paradigma da ciência", iniciou-se na década de 70, partindo dos trabalhos, comentados previamente, de alguns cientistas como os físicos Alain Aspect e David Bohm, o biólogo Rupert Sheldrake, os neurofisiólogos como Karl Pribam e Jacobo Grimberg e outros mais, que geraram este modelo comum que, com diferentes denominações e pequenas variantes, explicam as interações entre cada elemento do Universo (ser humano incluído) e o próprio Universo como uma estrutura contida em si mesma e indivisível.

A idéia essencial é que todos os elementos componentes do Universo (qualquer que seja sua natureza) se encontram intimamente conectados entre si, formando um todo único e indivisível e que uma pequena mudança em um de seus componentes tem um efeito indiscutível nos outros. As formas e os mecanismos começam a ser elucidados.

O físico Alain Aspect descobriu que as partículas sub-atômicas se comunicam entre si instantaneamente, independentemente do que, em nossos parâmetros limitados de percepção, chamamos distância, ou seja, que independentemente da distância entre eles, 10 metros ou 10 mil kilômetros, uma mudança em um afeta "instantaneamente" o outro. Eu coloquei instantaneamente entre aspas porque este é também um dos nossos parâmetros limitados de percepção. Isto supõe que nossos conceitos de distância e tempo, estabelecidos pela física clássica e por nossa percepção sensorial são apenas uma ilusão, como propõe Bohm ao afirmar, partindo dos experimentos de Aspect, que na realidade cada coisa (elemento, componente ou partícula do Universo) está conectada com todas as demais existentes e que todas entre si formam uma coisa só.

Bohm afirma que, apesar de sua aparente solidez, o Universo é como um gigantesco holograma esplendidamente detalhado. Um holograma é uma fotografia tri-dimensional que se produz com um raio laser e que, ao se reproduzir, mostra o objeto fotografado idêntico ao original em forma e proporções, mesmo quando poderiam variar as dimensões[14]. Isto não é a única característica destas imagens, é muito interessante observar que se uma fotografia holográfica é cortada pela metade, descobriremos que as duas metades contêm ainda a informação íntegra da fotografia original. Isto significa que se continuamos cortando a imagem de forma indefinida, cada minúsculo fragmento da mesma conterá ainda a informação total da imagem original, ou seja, cada partícula tem em si uma versão menor porém intacta do todo.

Bohm intuiu, a partir disso, que a razão pela qual as partículas sub-atômicas estão conectadas entre si, independentemente de sua distância reside no fato de que, na realidade, não estão separadas e sim que formam parte de um todo numa dimensão diferente. Expresso de outro modo, significa que tudo quanto existe é parte de um todo único e indivisível.

Mas, por que as partículas nos parecem separadas? Porque nosso sistema cerebral interage com o Universo através de seus órgãos receptivos, de tal forma que cada porção do Universo (matéria, energia ou vibração), que é recebida pelos órgãos sensoriais, é convertida numa linguagem diferente, na linguagem dos neurônios (impulso elétrico) que chega até as regiões específicas do cérebro, que lhe dão uma interpretação, ou o que chamamos imagem perceptual e que nada tem a ver com a impressão energética original. Assim, o que fica no cérebro será sempre uma representação ou interpretação, mas nunca a realidade em si[15]. Portanto, em nossa percepção, os objetos aparecem como separados e independentes e temos a interpretação de nosso cérebro de que essa é a realidade.

Desse modo, a energia do campo eletromagnético que nos rodeia, para a interpretação de nosso cérebro, é luz. No entanto, a luz na realidade não existe como tal, nem tampouco o som que, fora de nós, é somente vibração. O elemento da realidade que codificamos em nosso cérebro é, na realidade, um conjunto enormemente complicado de formas de energia concentradas em uma estrutura. Nela não há cores, nem formas. É a maneira como as codificamos e interpretamos que nos dá como resultado o que vemos.

O holograma não é em si uma figura ou uma forma, é um conjunto ou um emaranhado de linhas (campo informacional) que, ao ser iluminado com outro raio laser, mostra uma imagem, um fantasma que contém em cada uma de suas partes a informação do todo.

Em um nível mais profundo, a realidade nada mais é que um super holograma . O que este contém? De acordo com essa visão, deve conter cada partícula, energia ou vibração que foi ou será e cada possível configuração de matéria, energia ou vibração e cada uma delas deve conter o total da informação do Universo.

Interagimos com o holograma (a Rede de Jacobo Grimberg)[16] de formas específicas que têm agora ocupado os cientistas e, em particular os físicos, a partir dos trabalhos de Aspect. No entanto, os mistérios de alguns fenômenos começam a se desvendar em cascata.

Um dos problemas centrais no estudo da fisiologia cerebral é (ou era) o de encontrar um lugar específico de armazenamento da informação. Até alguns anos atrás, tínhamos a idéia de que a informação era guardada numa região do lóbulo temporal, como num arquivo no qual se iam acumulando as lembranças. Atualmente sabemos que, ainda que essas regiões tenham um papel primordial no processo, agem mais como um direcionador que como um armazém. Sabemos agora que a informação se encontra codificada nas redes de interconexão neuronal, da mesma forma que o emaranhado holográfico, contêm a informação do todo, o que leva a concluir que, quando armazenamos informação, o fazemos no total do sistema nervoso e muito provavelmente no total das células do nosso corpo. A evidência disto é que, quando recordamos, recordamos com todo o corpo. Este é o princípio ideomotor.

O cérebro humano, como produto de milhões de anos de evolução desde suas origens nos primeiros animais pluricelulares organizados, tem sua origem e é parte integrada do todo, desse imenso holograma. Dessa forma, em sua evolução e aperfeiçoamento, estão aperfeiçoando-se também as formas de interpretação da informação do Universo nele contidas. É, de fato, um modelo cada vez mais preciso dessa estrutura holográfica que, com seus bilhões de neurônios e suas possibilidades de interconexão, tem como resultado uma quantidade tal de possibilidades de combinações e permutações, que seriam similares à quantidade de partículas elementares do Universo.

Essas combinações e permutações, chamadas também algoritmos, são capazes de concentrar numa população neuronal restringida, a informação de milhares de milhões de neurônios. Calcula-se que podem memorizar algo em torno de 10 bilhões de bits de informação, o que equivaleria aproximadamente à informação contida na Enciclopédia Britânica[17]. Isto explica a capacidade do cérebro para executar as funções que o caracterizam e que, agora sabemos, não se encontram localizadas em áreas específicas, mas na riqueza das interconexões e no extenso padrão de impulsos nervosos que se entrelaçam na rede neuronal, da mesma forma que se encontram entrelaçados no holograma, os raios laser que projetam uma imagem.

Para o neurofisiólogo Karl Pribam, o cérebro é um holograma que interpreta o Universo holográfico (a Rede de Grinberg), através de uns sentidos que não nos permitem captar em primeira instância, uma realidade holográfica. Apenas em momentos específicos é que podemos ter acesso à informação existente e que nos permite chegar a outros níveis de consciência. Ou melhor, quando chegamos a outros níveis de consciência é que podemos ter acesso a toda essa informação, adquirindo desse modo uma visão da realidade que a física clássica e as ciências tradicionais não podem explicar.

Atualmente, há uma quantidade de evidências que confirmam que o cérebro humano mimetiza o Universo, codificando e decodificando a informação. Um fato evidente é que não sabemos tudo sobre ele, mas estamos nos aproximando bastante.

Recentemente, diante da interrogação de como é que uma célula não diferenciada, produto da fusão dos gametas, faz para repartir a informação do DNA de forma tal que se reproduza uma estirpe celular diferente da outra e que cheguem a se diferenciar na pele ou cartilagem, o biólogo Rupert Sheldrake propôs a existência de "campos morfogenéticos" ou "campos que moldam as formas", semelhantes a campos magnéticos que estabelecem uma ordem.

Isto supõe a existência de uma "memória primordial" ou coletiva, na qual se encontra contida toda a informação do existente, sem perda de intensidade através do espaço e do tempo. Este campo mórfico se assemelha muito ao princípio do campo informacional da Rede e ao da ordem implicada. Implica um tipo especial de memória, uma memória coletiva que inclui o ser humano e todos os seres viventes e que, independentemente do ser humano a fazer consciente, essa memória existe, separando assim, a consciência da memória primordial.

Dessa forma, ainda quando a informação está ali, o cérebro humano só pode ter acesso a ela dependendo de como focaliza sua consciência. Daí sua divisão em níveis e estes níveis de consciência dependerem do funcionamento individual e do acesso aos diferentes níveis ou estados de consciência. Uma focalização do observador com o corpo orgânico terá como resultado um nível de consciência corporal. Parece ser então que, dependendo do nível de consciência do observador e sua focalização, terá como resultado um território perceptual dentro desse campo informacional.

Quais são as formas de se chegar a esses estados diversos de consciência?

A realidade, como a conhecemos, depende da interação do nosso cérebro e seus sistemas sensoriais com o campo informacional. Dado que a estrutura atual de nossos cérebros é muito parecida, percebemos, em conjunto, uma realidade muito similar. Essas interações são o que chamamos experiência.

Sabemos, no entanto, pelo anteriormente exposto, que existem múltiplos níveis de interação e, estritamente falando, um número infinito de interações com o campo informacional. Alguns desses níveis de interação se produzem de maneira espontânea, de acordo com a variabilidade humana, o que deixa claro que é possível ter diversos acessos e, em conseqüência, diversas formas perceptuais da realidade. Alguns desses níveis de interação só podem ser alcançados sob um treinamento rigoroso como o dos Lamas tibetanos e outras disciplinas orientais, ao passo que outros são tão cotidianos que se apresentam em forma rítmica, obedecendo a padrões biológicos como o estado de transe hipnótico ou, como preferimos chamá-lo agora, "estados ampliados de consciência".

Fica, entre outras, a interrogação de que, se as novas gerações estão mudando de acordo com as grandes mudanças da humanidade e se os cérebros dos meninos do futuro serão biologicamente diferentes e melhor adaptados às mudanças aceleradas no ambiente, cérebros com maior disposição para ampliar os lapsos ultradianos de estados ampliados de consciência, meninos com novas e mais eficientes especializações complementares entre seus dois cérebros que lhes permitam otimizar os acessos ao campo informacional.

Referências bibliográficas

1. GRIMBER-ZYLBERBAUM, Jacobo, *La Teoría Sintérgica*, I.N.P.E.C., A.C., 1991.
2. ANDERSON, B. & HARVEY, T., Increased neuronal density in the frontalcortex of Albert Einstein, Neuroscience Letters, 210:161-164, 1996.
3. NOLTE, J., *El cerebro humano: Introducción a la anatomía funcional*, 3ª edición, Mosby/Doyma libros, Madrid, 1994.
4. GANONG, William F., *Fisiología Médica*, 19ª edición, El Manual Moderno, 2004.
5. OLIVER SACKS, *El hombre que confundió a su mujer con un sombrero*, Anagrama, Barcelona, 2002.
6. LURIA, A.R., *Las funciones corticales superiores*, Fontamara, México, 1986.
7. ROSSI, Ernest, *Los veinte minutos de pausa*, EDAF, S.A., Madrid, 1993.
8. *Ibíd.* 1
9. *Ibíd.* 1
10. GRANDÍO, A. *El paradigma emergente de la Ciencia*, Cap. 2, Internet: http://www3.uji.es/~agrandio/tesis/Te2.htm#2, 1996
11. REEVES, H, CAZENAVE, M, SOLIE, P, PRIBRAM, K, ETTER, H, VON FRANZ, L., *La sincronicidad*, Colección Límites de la Ciencia, Gedisa, Barcelona, 1993.
12. PEAT, F. David, *Sincronicidad (Puente entre Mente y Materia)*, Kairos, Barcelona, 1989 en Grandío, A.
13. *Ibíd.* 1
14. GRANDÍO, A., en KRAUSE, G., *Tejiendo sueños y realidades, aportaciones del paradigma holográfico a la hipnosis ericksoniana*, Alom Editores, S.A. de C.V., México, 2005.
15. *Ibíd.* 1
16. *Ibíd.* 1
17. BABA SAI, *El Universo como un holograma*, Internet, 1998.

TERCEIRA PARTE

COMO SE RE-CONSTRÓI A REALIDADE

1. BUSCANDO CAMINHOS COM O CORAÇÃO

Na segunda parte, propusemos que não é possível conhecer a realidade tal qual ela é. Ao interagir com a realidade exterior, construímos duas realidades internas, uma com cada um de nossos cérebros. A do esquerdo é a versão oficial que contamos sobre como sucederam as coisas. A do direito, constitui uma espécie de gravação de todas as sensações físicas de cada momento: as cores e as imagens que vemos, os sons que escutamos, os cheiros, os sabores, as texturas, os registros de posição ou movimento de nosso corpo, e dos sentimentos que estiveram ligados a essas sensações. É importante lembrar que fica gravado, não "o que realmente aconteceu", mas como o vivemos. A segunda versão se expressa em imagens e símbolos que são a linguagem do inconsciente e é o que nos determina. Determina o que sentimos e grande parte de nossas condutas.

No cérebro direito, no inconsciente, estão gravadas todas as nossas vivências que são aprendizados que podemos aproveitar. Por exemplo, quando estamos aprendendo a caminhar, com certeza vivemos muitos medos que superamos porque queríamos parar sobre nossos pés, como faziam os adultos, porque queríamos ir por nós mesmos de um lugar a outro. Fizemos esforços, experimentamos de várias maneiras, apoiando-nos, detendo-nos, tentando nos equilibrar, até que conseguimos. E esse momento, em que pela primeira vez estivemos parados sobre nossos pés, foi muito importante. As coisas eram vistas diferentes por essa perspectiva e, talvez, nossas pernas tremessem ou levássemos um tombo e tornássemos a levantar, orgulhosos, cheios de satisfação depois de todo esse esforço, quem sabe ainda com um pouco de medo de cair, mas a vontade de ir a outro lugar, de poder fazer o que faziam os outros, de alcançar isso era maior e nos chamava a atenção. E assim chegou esse outro grande momento, o de dar o primeiro passo e experimentar e ensaiar como avançar um pé e manter o equilíbrio no outro, e depois ficamos numa posição mais difícil de suportar. E assim fomos avançando, passo a passo, e muitas vezes caímos e nos levantamos, animados pelos olhares e aplausos dos demais e pelo desejo de chegar lá e, a cada queda e a cada um dos tropeções, aprendemos o que devíamos fazer. Aprendemos que era necessário primeiro ir pela mão de outro ou agarrar-se a algo firme e que, depois, podíamos nos soltar e seguir por nós mesmos. *Aprendemos a aprender* a partir da experiência e a encontrar caminhos pelos quais chegamos onde queríamos chegar: o caminho que leva ali, onde se come; o caminho que leva ao lugar dos brinquedos; o caminho que leva onde está mamãe. Aprendemos que se pode chegar a um mesmo lugar por caminhos diferentes, uns mais curtos, outros mais longos, uns com mais e outros com menos obstáculos, aprendemos que havia caminhos com coração, talvez os percorremos, talvez não. E todos aprendemos a caminhar, apesar das quedas e, se agora, adultos, tropeçamos e caímos alguma vez, ninguém ousa dizer que é porque não sabemos caminhar.

Tentemos sintetizar, em linguagem racional, todos os aprendizados contidos nessa experiência: o interesse e o desejo nos levam a superar o medo, aprendemos com os erros, podemos receber ajuda num primeiro momento para depois atuar de forma independente, há muitas maneiras de conseguir o que se quer, as falhas não são terríveis nem negativas, etc. A lista seria interminável e cada um de nós agregaria um significado especial para tal. Por exemplo, as pessoas que se deixam vencer pelas dificuldades, mesmo antes de tentar, podem aprender mediante a evocação destas experiências a reconhecer que seus interesses e seu desejo de mudar são mais fortes que as dificuldades. Quem "não sabe pedir ajuda", não deve esquecer que não é tão grave tomar da mão de alguém, porque depois poderá se soltar e que, inclusive, esse primeiro momento é necessário. Ao contrário, aqueles que acreditam serem incapazes de fazer algo por si só, perceberão que já conseguiram algo muito complicado, e com êxito. Os excessivamente exigentes com eles mesmos, que vivem o "cometer um erro" como fracasso, compreenderão que as quedas e os tropeços são necessários para aprender e são parte de todo um processo.

O fato de ir acumulando aprendizados, recursos, ao longo de nossa vida, implicaria, a cada momento, ficar mais fácil crescer, estar bem, ter sucessos. Milton H Erickson e Carl Rogers sustentam que o homem tende, naturalmente, a crescer integrado, são e desfrutando. [1] Por que aparecem então os problemas, os sintomas? Suponho que seja porque algumas circunstâncias difíceis que vivemos atrapalham o processo normal de crescimento. E é como se fossem formando nós, obstruções, que nos levam a crescer tortos, mancos, dificultando-nos o acesso aos aprendizados anteriores de nossa vida, obrigando-nos a permanecer amarrados ao passado, a uma única maneira de agir que se repete e que pode ter sido adequada num determinado momento, mas não em outros. Uma pessoa que foi muito agredida na sua infância, teve que aprender a não se aproximar dos outros para não ser ferida, e a atacar para se defender. Conseqüentemente, continua reagindo assim, sem conseguir estabelecer relações próximas e machucando todo aquele que se aproxime, independentemente de que tipo de pessoa seja.

Na Teoria de Sistemas é dito que a flexibilidade e a funcionalidade aparecem quando há variedade de alternativas, de chaves, de caminhos, e que a rigidez e disfuncionalidade são sinônimos de estereotipia. Na Teoria Psicanalítica, os diferentes tipos de patologia são caracterizadas, entre outras coisas, por terem mecanismos de defesa, ou seja, modos de reagir frente à angústia, estereotipados. Em ambos os casos, são nós. Uma vez desfeitos, a pessoa fica livre para experimentar diferentes caminhos. Por isso, outro princípio básico da terapia ericksoniana é nunca frear ou cortar opções mas, ao contrário, sempre promover novas. Para se tentar ajudar uma pessoa a perder peso, por exemplo, na hipnose clássica se fariam sugestões para provocar aversão a determinados alimentos "engordantes". Sem deixar de lado que é um problema muito complexo, que transcende o fato da aversão ou gosto pelos alimentos e que, por isso, é necessário tratá-lo de forma integral, nesse tipo de hipnose uma das sugestões seria que a pessoa aprendesse a gostar dos alimentos que convém comer, e outra, que desfrute tanto de cada pedaço, que só precise comer um pouco para ficar muito satisfeita.

No exemplo, aparece outro ponto que gostaria de sublinhar que é a busca da mudança através do caminho do prazer e não do castigo ou do sofrimento.

Na hipnose ericksoniana, um estado de transe é induzido, onde os conteúdos do inconsciente aparecem com facilidade porque tomam formas mais aceitáveis para o cérebro esquerdo, para desfazer nós, seguindo a pessoa sua própria evolução natural rumo à saúde, ao crescimento, ao bem-estar com ela mesma. Para desfazer os nós, depois de olhá-los, é necessário enfiar os dedos, o que implica em trabalhar com os quatro cérebros.

Diante do pensamento lógico esquerdo, agrega-se e privilegia-se a visão do direito e, deste modo, se obtém um acesso direto ao inconsciente.

Trabalha-se com os dois cérebros do paciente e eu proponho que, além disso, se trabalhe também com os dois do terapeuta, que necessita de suas intuições, sensações e seus conhecimentos teórico-técnicos para apalpar os nós, enfiar os dedos e ajudar a desfazê-los. O terapeuta, junto com o paciente, imagina e está, até certo ponto, em transe, e ao favorecer mudanças nas fantasias do outro, favorece mudanças nas suas e, portanto, nele mesmo. É um processo de co-evolução, como diria Gregory Bateson, do terapeuta e do paciente.[2] Num estrito sentido batesoniano, toda interação é esse processo, mas, talvez, a diferença consista em que, na minha proposta, trata-se de uma co-evolução assumida pelo terapeuta.

Trabalhar com hipnose é acompanhar a outra pessoa onde ela queira ir, cuidando dela. E, a propósito disto, Bill O'Hanlon cita em seu livro, *Raízes Profundas,* a seguinte anedota de Erickson narrada por ele mesmo num semanário:

> "Um dia, eu voltava da escola secundária, quando um cavalo desembestado passou velozmente junto a nosso grupo para entrar no curral de um sitiante...

em busca de um gole d'água. O cavalo suava profusamente. E o sitiante não o reconheceu, de modo que o encurralamos. Eu saltei no seu lombo, posto que tinha arreios, tomei as rédeas e lhe disse "Arre!"... orientando-o para a estrada. Sabia que o cavalo tomaria a direção correta... Não sabia qual era essa direção. E o cavalo trotou e galopou. De vez em quando, esquecia que estava na estrada e entrava num campo. De modo que tinha que puxá-lo um pouco e chamar sua atenção sobre o fato de que se supunha que devia marchar pela estrada. Finalmente, a um seis quilômetros do lugar onde o havia montado, entrou num curral, e o sitiante disse: "Como conseguiu voltar com esse animal? Onde o encontrou?"

"A uns seis quilômetros daqui", lhe respondi.

"Como sabia que voltaria aqui?"

"Não sabia... O cavalo sabia. Tudo o que fiz foi manter sua atenção no caminho."[3]

A anedota é uma metáfora do que é o processo terapêutico com esse tipo de técnicas. Em primeiro lugar, Erickson assume que o cavalo sabe o caminho, o que implica que cada pessoa possui os recursos para mudar, e que a mudança deve ser de acordo com ela mesma.

O papel do terapeuta é o que Erickson teve com o cavalo: colocá-lo no caminho (em estado de transe, num contexto terapêutico), manter sua atenção sem permitir que se desviasse. Mesmo o animal sabendo por onde ir, o fato de haver um cavaleiro montado sobre ele e com as rédeas na mão, fazia com que ele se sentisse seguro de que estava sendo guiado. Por último, Erickson cuidou do cavalo durante o trajeto. Ainda que a história não diga, ocupou-se para que os carros não o atropelassem. E isto, que freqüentemente é esquecido, é fundamental.

Se for certo que, no inconsciente, se encontram todas as nossas experiências e recursos, também é verdade que se acham muitas outras coisas. De acordo com a Psicanálise, integram o inconsciente, por exemplo, a energia livre, o instinto de vida e o instinto de morte, as pulsões de vida, a libido e as pulsões agressivas. [4] Nele estão os registros de tudo vivido e alguns deles podem corresponder a situações traumáticas ou muito dolorosas que, se aparecem num estado de transe e não são manejadas adequadamente, podem provocar na pessoa uma crise de angústia ou, inclusive, uma reação psicótica. Cada vez que estas divergências surgirem no processo terapêutico, a técnica consistirá em conotá-las como experiências que fortalecem, simplesmente por tê-las sobrevivido.

Aprender a induzir um transe é igual a aprender a aplicar injeção. Qualquer um é capaz de fazê-lo, mas para saber o que se injeta é necessário conhecimento médico. E pode-se adoecer ou matar alguém com uma injeção. Por isso, parece-me importante sublinhar que quem maneja a hipnose deve ser um profissional, ou seja, pessoas com conhecimentos sobre o que injetar, e que o façam num contexto terapêutico.

Com freqüência, perguntam-me quais são as indicações e contra-indicações da hipnose. Sobre as primeiras, antes costumava enumerar uma lista, ainda que, em termos gerais, utilizava estas técnicas como último recurso, quando um processo estava obstruído. A lista de indicações assinalava: permitir o relaxamento em geral e a superação de situações traumáticas; revelar material reprimido, como é o significado de um sintoma, sem necessidade de analisar as defesas; modificar fantasias e objetos internos. Se uma pessoa está deprimida porque construiu a realidade de que sua mãe foi fria e distante e não lhe deu afeto, constrói-se em transe uma nova versão de sua história em que ela é sua própria mãe e dá, à garotinha que foi, todo o afeto e a companhia que necessitava. Para desencadear processos de mudança, sugerindo por exemplo: "aprender a desfrutar..."; para antecipar soluções, construindo diferentes alternativas na fantasia, experimentando e ensaiando com a imaginação como se sente em cada uma delas; para mobilizar recursos mentais e fisiológicos, com o fim de acelerar um processo de cura física. Com pessoas que não querem fazer confissões vergonhosas, deve-se acompanhá-las no processo para assegurar que o objetivo seja alcançado, da forma adequada, sem necessidade de conhecer o conteúdo do que estão elaborando; com pacientes obsessivos, racionalizadores, que têm os sentimentos bloqueados e neutralizam qualquer interpretação, pois já fizeram isso antes, chegando mesmo a completá-las. Quando uma pessoa com estas características entra em transe, os sentimentos e as fantasias que reprimia com suas racionalizações surgem exuberantes. Com pacientes deprimidos ou que se encontram num estado de ansiedade que não lhes permite pensar nem se concentrar no processo de análise. Com eles, inicia-se o transe através desse sentimento para explorar sua origem, caso queira, e modificá-lo. O único requisito que uma pessoa deve ter para trabalhar com estas técnicas é que seja capaz de imaginar. Portanto, atualmente, creio que a hipnose é sempre indicada, já que o que se obtém com ela é ter à mão os recursos do inconsciente junto com os da consciência. Além disso, o treinamento em hipnose ensina ao terapeuta a utilizar, mais eficientemente, a comunicação, a promover uma melhor resposta no paciente e que, dessa maneira, suas intervenções tenham um maior impacto. [5]

Com referência às contra-indicações, não considero que existam; no entanto, como em todo tipo de técnica, é indispensável que o terapeuta seja capaz de manejar qualquer situação complicada que se apresente no curso do tratamento; que construa a realidade de que, aconteça o que acontecer, ele tem as ferramentas para conduzir o paciente, são e salvo, para onde queira ir. Fica aqui a advertência de que este tipo de técnica deve ser manejado somente por profissionais. É possível que a pessoa em transe comece a chorar ou se assuste ou se sinta envolvida numa cena aterrorizante. Mediante a sugestão e a conotação positiva, estas situações são transformadas em recursos ou reconstruídas, de modo que o sujeito se sinta bem. Se alguém começa a chorar, pode-se dizer que esse pranto era necessário e lhe sugerir que, à medida que for chorando fique cada vez mais relaxado. Com referência ao fato de surgirem cenas desagradáveis, eu sempre comento que, se estava aí dentro era importante que aparecessem, para desaparecer definitivamente, porque assim como o corpo tira, através do vômito e da diarréia, tudo aquilo que se ficasse dentro lhe faria mal, a mente elimina imagens e sentimentos para se sentir bem. E acrescento que, provavelmente, não é agradável vomitar nem ter diarréia, nem tampouco o processo pelo qual isso se elimina, mas é necessário.

Nossos conhecimentos de psicopatologia e o senso comum nos permitem prever em que pacientes podem ocorrer com mais facilidade situações "complicadas" semelhantes às que acabo de descrever.

As pessoas que viveram, em um passado recente, uma situação traumática, a têm à flor da pele e, como todos tendemos a evitar o sofrimento, encontram-se numa situação contraditória: por um lado, essa lembrança tende a aparecer porque necessita ser elaborada, por outro, por ser dolorosa, é reprimida. Quando essa pessoa entra num estado ampliado de consciência, surgem facilmente cenas relacionadas com aquela situação que precisa ser elaborada. Veremos mais adiante, ao falar dos "caminhos que ficam para trás, que não voltaremos a pisar", que existem formas indiretas para consegui-lo com um mínimo de sofrimento.

Quase todos os quadros que o Manual Diagnóstico e Estatístico de Transtornos Mentais (*Diagnostic and Statistical Manual of Mental Disorders*, DSM-IV) aponta como graves, correspondem, dentro da Teoria Psicanalítica, às patologias cuja etiologia se encontra nos dois primeiros anos de vida, durante os quais a pessoa tem que se diferenciar da mãe e do mundo exterior em geral, distinguindo o que é ela e o que não é ela, dentro do processo de individualização, ou seja, de chegar a viver ela mesma como única e diferente e construir uma auto-imagem. Os nós que aparecem nesta etapa se manifestam na vida cotidiana sob as formas que, em Psicanálise, são conhecidas pelo termo psicose.[6] Nos estados de transe, algumas vezes, não sempre, tais nós aparecem como vivências de desintegração, despersonalização, deformação da imagem corporal, angústia que invade. São vivências aterrorizantes para o paciente, mas também para o terapeuta, se este não estiver preparado e não for capaz de manejá-las, conotando-as como momentos necessários de transformação e crescimento. E, uma vez que, durante o transe, a comunicação se dá não só com palavras mas, sobretudo, através do emocional, se este se angustia, o paciente o toma como uma construção da realidade de que tudo está perdido e se auto-sugere isso também. Nestas circunstâncias, pode-se passar do transe a uma reação psicótica e do consultório do hipnoterapeuta ao hospital psiquiátrico. Por isso, reitero que, mesmo quando, nas páginas seguintes, pareça muito fácil trabalhar com estados de transe, é muito perigoso fazê-lo se não se têm os conhecimentos profissionais e a prática e experiência clínicas requeridos para manejar bem qualquer situação crítica.

Não quero dizer que não seja possível trabalhar com hipnose em pacientes com transtornos limítrofes e com transtornos psicóticos; pelo contrário, em minha experiência a reconstrução e a integração internas que se conseguem com a hipnose, às vezes, num período relativamente curto (um ano), não se obtém em anos com outros tipos de tratamento. O que quero frisar é que antes de iniciar um transe, o terapeuta deve antecipar as dificuldades que possam aparecer, fazendo um bom diagnóstico, e decidir se acredita que tem recursos técnicos e tranqüilidade interna para enfrentá-las, uma vez que situações aterrorizantes para nossa mente racional poderiam se apresentar, por exemplo:

A primeira vez que decidi trabalhar com hipnose em uma paciente limítrofe, o fiz tomando todas as precauções. Dei-lhe o último horário da tarde para poder continuar a sessão o tempo que fosse preciso. Quando entrou em transe, começou a sentir que seu corpo se desmembrava: seu pé direito se distanciava dela, os dedos das mãos caiam ou fugiam e por aí escorria o sangue do corpo. Assim que começou a descrever o que acontecia, sugeri-lhe que era necessário que todas as suas partes se separassem para que depois pudessem retomar o lugar exato que lhes correspondia. Nesse momento ela se tranqüilizou. Minha sugestão lhe deu a certeza de que tudo estava sob controle e, além disso, dirigiu o processo rumo à reconstrução e à integração da pessoa, que é a meta, tradicionalmente considerada quase impossível no tratamento destes pacientes. Desde o primeiro momento, é importante construir a realidade de que tudo que aconteça é um passo para conseguir a mudança desejada e sugeri-la através de diferentes verbalizações. Assim fica "protegido" o processo e ficam estabelecidos o caminho e sua direção. Continuamos assim permitindo que as diferentes partes do corpo se separassem, sugerindo sempre que era o primeiro passo para a integração. Chegou um momento em que havia dedos, ossos e vísceras flutuando por todo o quarto e a paciente permanecia tranqüila porque sabia que era parte do processo. Então lhe disse que observasse como o ritmo de sua respiração ia integrando as distintas partes de seu corpo, levando cada uma ao lugar correspondente e que observasse como, ao chegar ao seu lugar, ficavam firmemente unidas e com flexibilidade. Isto é uma metáfora que sugere adaptação a diferentes situações, movimento, possibilidade de mudança, mas, além disso, é orientada a evitar que apareça outra fantasia aterrorizante: a de ficar petrificada, paralisada, por um grude forte e consistente. Sugeri também que observasse com a vista, com o tato (tocando-se) e sentindo diferentes sensações na superfície de seu corpo: como a pele cobria tudo o que ela era. Desta forma, sugeria distinção entre o eu e o não-eu, integração de uma imagem corporal e a começar a discernir entre os diferentes tipos de relações, aprender a manejar o entorno sem medo de ser tragado pelo outro, etc. Terminamos quando tudo estava em seu lugar e ela tinha experimentado sua firmeza e sua flexibilidade, enquanto eu continuava sugerindo integração/diferenciação, eu/não-eu, manejo da proximidade e da distância, segurança.

Depois desse primeiro transe, continuamos trabalhando regularmente com hipnose, quase que sessão após sessão, durante um ano. Os resultados com essa paciente me assombraram uma vez mais. A psiquiatria tradicional constrói a realidade de que as pessoas limítrofes nunca chegam a estar realmente integradas, que têm que passar toda sua vida sob algum tipo de tratamento para se manterem estáveis e, para isso, seguem assim. Minha paciente e eu construímos a realidade de que ela se encontrava vivendo um processo de integração e de crescimento. De fato, ao lhe permitir sentir-se desintegrada por um momento, como aconteceu rumo à integração, afrouxamos o nó que antes impedia que isso acontecesse espontaneamente. O resultado foi que, depois de um ano de tratamento, faz dezoito anos que leva uma vida satisfatória para ela, dentro da realidade, mantendo relações próximas. Aprendeu a caminhar sem necessidade de se agarrar à mão de alguém e sabe que se qualquer tropeço a assusta, sempre pode tomar a minha mão, por um momento, para voltar a se levantar.

Os terapeutas ericksonianos tendem a desprezar o uso de marcos teóricos, em particular os de psicopatologia. Propõem que fazer um diagnóstico é rotular uma pessoa e que isso impede de vê-la como indivíduo único, que muda constantemente e, portanto, acompanha essa mudança. Fazer um diagnóstico equivaleria, no seu ponto de vista, a ver o lado cinza dessa pessoa, a sugerir patologia e não saúde.

Eu discordo dessa posição porque acredito que é mais útil ver o lado rosa, e sempre o mostro a meus pacientes. Também acredito que não se pode esquecer o lado cinza e é preciso vê-lo, ainda que não digamos ao paciente, porque é aí, precisamente, onde estão os nós que vamos ajudar a desfazer. O próprio Erickson tinha um treinamento prévio em psiquiatria e, não obstante, que sempre apontou o perigo de se deixar enganar por um diagnóstico, sua eficácia espetacular consistia em que sabia observar até as mínimas pistas nos pacientes e podia integrá-las com todos os seus conhecimentos de psicopatologia que já tinha interiorizados e que, de acordo com sua proposta, eram parte de seus recursos internos. A integração se dava com ele de forma inconsciente, e lhe permitia contar a cada paciente exatamente a história que ele precisava escutar e que correspondia, num nível metafórico, aos elementos chaves de sua problemática. Mas aí, na criação dessa história, estavam integrados todos os seus recursos, os do cérebro direito: intuição, sensibilidade, percepção; e os do cérebro esquerdo: seus conhecimentos de psiquiatria, os quais tinha "esquecido". Trabalhava com seus dois cérebros colaborando com os dois do seu paciente. É por isso que muitos ericksonianos contam e contam histórias aos seus pacientes e repetem técnicas que aprenderam passo a passo, sem ter os resultados que Erickson tinha. Falta-lhes a metade dos recursos. Considero que o primeiro passo para um bom psicoterapeuta é ter uma formação teórica sólida para, depois, se quiser trabalhar com hipnose, poder se dar ao luxo de esquecê-la diante de seus pacientes, com a tranqüilidade de que nossos dois cérebros estão participando de maneira integrada.

Como já apontei na introdução e se observa ao longo do texto, as teorias que constituem meu marco de referência são: a Psicanálise, para entender o que acontece com a integração mente/corpo de cada pessoa, e a Teoria de Sistemas, para entender como isto se concretiza nas relações com os demais.

Nessa integração de meus recursos dos dois cérebros, fui "descobrindo", o que é construção minha, três tipos de nós fundamentais que tendem a aparecer facilmente em nossa sociedade ocidental e nos quais, sempre e sob qualquer pretexto, dou uma afrouxadinha para ir desfazendo-os.[7]

O primeiro nó aparece ao aprender a separar em pares opostos, excludentes e até contraditórios, todo o mundo que nos rodeia, em vez de aceitá-los como duas partes necessárias e complementárias de uma totalidade. Alguns desses pares são: o dia e a noite, o bom e o mau, o feio e o bonito, a mente e o corpo. E, provavelmente, aprendemos que há sentimentos "bons" e sentimentos "maus". Ensinam-nos que temos que sorrir, ainda que tenhamos motivos para estar tristes ou enojados , que é falta de educação dizer a outra pessoa o que pensamos dela, e pior ainda se o fazemos alterando o tom de voz. A reação mais espontânea quando uma pessoa chora, é tentar acalmá-la, em vez de acompanhar o seu pranto. Acreditamos na ilusão de que podemos chegar a ter apenas a parte "linda" da vida e como cada momento tem a riqueza da totalidade, ao compará-lo com a ilusão, o presente sempre sai perdendo. E assim podemos viver enredando a felicidade que não existe e que colocamos no futuro: "quando for grande", "quando casar", "quando tiver uma casa própria", sem poder desfrutar todo o positivo do momento presente e aproveitar seu lado cinza para continuar crescendo. Sempre digo a meus pacientes que os maus momentos são úteis para, ao menos por contraste, desfrutar os bons. Se estivéssemos num êxtase permanente, deixaríamos de percebê-lo. Diz um provérbio chinês que um peixe não percebe que está na água, até que é tirado dali.

Negar o lado cinza da vida é similar a pretender que um menino que acaba com um litro de sorvete de chocolate não tivesse depois uma indigestão. Esta é uma conseqüência necessária para que o menino aprenda a não comer tanto sorvete de uma vez só, é uma chamada de atenção do seu corpo para que aprenda a cuidá-lo. Parte dos apertos e dos reatamentos deste nó surgem da falta de percepção de nosso corpo. Se um menino cai e esfola o joelho, o adulto que se aproxima para ajudá-lo se empenha em convencê-lo de que não está doendo. Algumas mães decidem que é hora de pôr a blusa de frio e dizem ao menino: "está com frio" e, se este se atreve a responder que não, este tipo de mãe insistirá:

"mamãe sabe mais que você, você está com frio". Muito diferente seria responder: "talvez você não esteja sentindo frio neste momento porque está suando, mas faz frio e você pode se resfriar". Nos dois primeiros momentos, o adulto faz com que o menino desconheça uma percepção correta, no último, permite-lhe que aprenda a escutar seu corpo e, além disso, veste-lhe a blusa.

Na base de todas as patologias está o nó da dissociação mente-corpo que aprendemos, dia a dia, de maneira imperceptível e contínua na nossa sociedade ocidental.

Tendemos a abstrair os sentimentos. Muita gente se assombrará se lhe perguntarem: como se sente a alegria no corpo? E a tristeza? E a ansiedade? Falam delas como se fossem etéreas. Quando minha mãe morreu, meu filho Daniel, que tinha então oito anos, aproximou-se de mim à noite e, apontando seu peito, me perguntou: a tristeza dói aqui dentro? Se perguntarmos como se sente a alegria no corpo, várias pessoas responderão, entre outras coisas, que se sente como uma energia, uma vontade de brincar e de se movimentar, como algo que circula por dentro, que quer sair, o coração bate mais rápido, o peito se expande. Se perguntarmos sobre a tristeza, algumas das respostas podem ser: como uma pressão no peito, o corpo relapso, sem forças, as pernas pesadas, dificuldade para respirar, um peso nas costas.

O que acontece na mente acontece ao mesmo tempo no corpo. Todos vivemos a experiência de ter uma forte dor de cabeça, vômito ou diarréia após sofrer um desgosto, ainda mais se não pudemos manifestar o que sentimos nesse momento. Estes são sintomas psicossomáticos, mas, quando a não expressão dos sentimentos se torna um estilo de vida, convertem-se em doença e então aparecem a úlcera e os infartos repetidos.

Em psicanálise define-se o sintoma como uma representação simbólica de um conflito entre um impulso que quer ser satisfeito e a defesa que impede a satisfação[8]. No caso da úlcera, por exemplo, a agressão que não pode ser dirigida para fora se volta para o próprio corpo, e essa é a única alternativa possível de expressão (estereótipo).

Proponho que todo sintoma se encontra em três níveis: no corpo, que o sente; na mente, com um significado simbólico, que é parte de nossa realidade interna; e na interação com os demais, onde quase sempre serve para algo como, por exemplo, obter atenção ou agredir indiretamente os demais.

Freqüentemente conseguimos, através de qualquer tipo de psicoterapia, "descobrir" o significado simbólico e a "origem" de um sintoma e, ainda que se pense que, após essa revelação, o sintoma deva desaparecer, este permanece, talvez porque ainda sirva para algo na interação (benefícios secundários) ou por simples inércia no nível corporal.

Parece-me útil distinguir entre sintomas vivos e sintomas que são como uma casca vazia. Os sintomas vivos são nós sobre nós de desejos que querem se satisfazer, que se reprimem e se satisfazem de forma simbólica indireta e com um componente de autocastigo. É o caso da úlcera. E há que se ir desfazendo um por um e, a cada um que desfazemos, faz aparecer outro que estava embaixo. Isto vai ficar mais claro no estudo do caso do capítulo 5 (p.255). É também como uma cebola, da qual vamos tirando camada após camada, até que desaparece. Os sintomas de casca vazia são os que já foram desfeitos e permanecem por inércia no corpo ou na interação. São muito "resistentes" à psicoterapia tradicional, que continuaria buscando o seu significado, mas desaparecem muito facilmente com uma simples sugestão hipnótica, já que o cérebro direito está relacionado com o funcionamento não consciente do corpo. Por isso há casos espetaculares de pacientes que recorreram a todo tipo de terapia tentando eliminar um sintoma, sem êxito e, ao chegar com ele ao hipnoterapeuta, o sintoma desaparece com uma só sessão.

Durante uma oficina sobre o trabalho com sintomas psicossomáticos mediante a utilização de símbolos, uma colega com dermatite ou prurido solar crônico se ofereceu para demonstrar a técnica. Esta pessoa é médica e, durante vários anos de psicanálise, analisou a origem e o significado de seu sintoma que, não obstante, persistia há oito anos.

Já em transe, pedi a X a representação simbólica "disso" que causava a dermatite. Apareceu a imagem de um garfo que coçava desde o interior de seu corpo. Ao lhe sugerir que observasse qual era o símbolo de seus recursos internos para acabar com esse garfo, apareceram placas circulares vermelhas que corriam pela corrente sangüínea, chegavam até ele e o envolviam. Como esta não era uma solução definitiva, porque mais tarde as placas poderiam se safar e deixá-lo livre, pedi a X que o expulsasse do seu corpo. Ela o fez com grandes esforços. De repente, começou a se mexer como se algo lhe incomodasse: continuava coçando, agora por fora.

Perguntei-lhe se queria que utilizássemos o garfo para fazer uma regressão no tempo até o "momento chave" de sua história, onde se havia originado, a fim de reconstruí-la e acabar com ele definitivamente. Consentiu e assim o fizemos. A imagem do garfo foi o caminho. Quando chegamos a esse momento chave, primeiro apareceu uma luz laranja, logo depois algo vermelho que se movia e parecia um feto. Depois sorriu, era um bebê. De repente, sua expressão mudou e brincou como fazia com o garfo. Perguntei-lhe o que acontecia, e me disse: "tem medo da sua mãe". A partir daí, começou a reconstrução da história. Sugeri-lhe: "você é uma linda mamãe com suas filhas. Quer ser a mamãe deste bebê?" Consentiu sorridente. "Então –continuei - tome-a, carregue-a, leve-a consigo, seja a mamãe que ela precisa ter (sorriu) para que cresça como precisa crescer... dê a ela um lugar, seu lugar, para que esteja bem, observe-a e aproxime-se quando ela precisar e, aos poucos, distancie-se para que aprenda a estar bem, em seu lugar, e saiba que sempre que precisar, você estará aí e pode acudi-la... ajude-a a aprender a estar perto e estar longe, a se colocar a uma distância em que se sinta cômoda, a encontrar o seu lugar, e deixe que cresça junto a você, aprendendo a estar ora só, ora acompanhada e aprendendo a ser independente". A partir daí, iniciamos o processo de regresso até o momento atual e, enquanto a menina crescia, eu continuava sugerindo: "que cresça aprendendo a se aproximar e a se distanciar, reconstruindo sua história, que é a sua, mudando nela o que é necessário, mudar para que você viva e se sinta como quer se sentir, como quer viver". Um momento antes de chegar ao presente, mãe e filha se integraram, num abraço, numa pessoa só: X. Passaram-se já quase quatro anos. A dermatite desapareceu e desde então X se expôs ao sol em várias ocasiões e permaneceu sem sintomas.

Tratava-se de um sintoma de casca vazia que pôde ser eliminado, espetacularmente, numa só sessão, graças às elaborações que X havia feito antes. As sugestões que foram feitas ao longo do transe surgiram do conhecimento de que as dermatites se relacionam com problemas de contato, de regulagem da distância e da proximidade. Isto apareceu, de forma indireta, no transe, quando X disse "tem medo da sua mãe". O importante é fazer um bom diagnóstico para perceber se um sintoma é apenas uma casca que se elimina com facilidade ou a manifestação de uma rede de nós que é preciso começar a afrouxar.

Proponho, como uma primeira linha de trabalho, integrar. Integrar sensações e idéias, integrar os aspectos positivos e negativos de cada momento, de cada situação. O que na Psicanálise Kleiniana corresponderia a estabelecer relações de objeto total[9].

O segundo nó aparece porque somos educados mais para sofrer do que para desfrutar. Aprendemos que esta vida é um Vale de Lágrimas, que com o crescimento chegam as penas e as responsabilidades, que amar é sacrificar-se pelos demais, renunciar as coisas, que uma vez que se tem filhos, não se deixa de ter preocupações. Em vez de aprender que a vida está cheia de retas, de experiências interessantes, de satisfações, que o crescimento nos abre novas possibilidades de conhecer, de atuar, de sentir, que amar é compartilhar com o outro todo tipo de momentos, o que abre uma grande quantidade de possibilidades, que o amado também nos dá, que os filhos são desfrutados e nos fazem viver muitos momentos lindos.

Tendemos naturalmente a desfrutar. Nosso inconsciente se rege pelo principio do prazer e assim é quando nascemos. Pouco a pouco, através da educação, vai surgindo o principio de realidade que nos permite preterir uma satisfação. O que é um requisito fundamental para viver em sociedade e, inclusive, para ter acesso a outro tipo de satisfações. Mas, devido a valores que viemos arrastando há séculos por nossa tradição judáico-cristã, na imposição do princípio de realidade, quase sempre passamos da conta.

Considero que, por trás de toda a patologia, do ponto de vista de qualquer marco teórico, está a dificuldade de desfrutar. Para o deprimido tudo é negro. Não vê o lado rosa das coisas, recrimina-se, autocompadece-se. O obsessivo tem uma auto-exigência tal, que não se satisfaz com nada do que consegue, sempre anseia algo mais, raciocina em vez de sentir. Na histeria, vive-se "como se" se vivesse, fazendo "como se" se sentisse. E assim poderíamos seguir. Portanto, proponho que a segunda linha de trabalho seja o aprender a desfrutar.

Por último, antes falávamos que, desde a Psicanálise e a Teoria de Sistemas, a patologia corresponde à estereotipia, a continuar utilizando soluções velhas que já não são adequadas. Este é o terceiro nó. E a terceira linha: sempre gerar alternativas, abrir novos caminhos para percorrê-los com a alma e com o corpo, desfrutando todo o possível e aprendendo com suas dificuldades; provando e ensaiando quais são bons para qual, quais são, como diria Castañeda parafraseando Don Juan, "caminhos com coração":

> Qualquer coisa é um caminho entre muitos caminhos. Por isso deve ter sempre presente que um caminho é só um caminho: se sente que não deveria segui-lo, não deve seguir nele sob nenhuma condição... e não há vergonha nem para você, nem para outros, em deixá-lo se é isso o que seu coração lhe pede... olha cada caminho de perto e com intenção. Experimenta-o tantas vezes quantas considere necessário. Depois faz a você mesmo e somente a você, uma pergunta: Esse caminho tem coração? Todos os caminhos são iguais: não levam a lugar nenhum. São caminhos que levam pelo matagal... Este caminho tem coração? Se tiver, o

caminho é bom; se não, de nada serve. Nenhum caminho leva a parte alguma, mas um tem coração e o outro não. Um torna prazerosa a viagem; enquanto o seguir, é um com ele. O outro lhe levará a maldizer sua vida. Um lhe faz forte, o outro lhe debilita... [10].

Notas e referências bibliográficas

1. ROGERS, Carl R. Rogers, Kohut and Erickson: a personal perspective on some similarities and differences. Em: ZEIG, Jeffrey K. *The Evolution of Psicotherapy*. New York: Brunner/Mazel, 1987, p.180.
2. BATESON, Gregory. Forma, sustancia e diferencia. Em: *Pasos hacia una ecología de la mente*: una aproximación revolucionaria a la autocomprensión del hombre. Argentina: Carlos Lohlé, 1976, pp. 479-495.
3. GORDON & MEYERS-ANDERSON. 1981. Citado em: O'HANLON, William H. *Raízes profundas*. Campinas: Editorial Psy II, 1994, p.20.
4. FREUD, Sigmund. *El yo y el ello*. (Obras completas, vol. XIX). Argentina: Amorrortu, 1979, pp. 2-66.
5. EUSTACE, J. Rosemary. Entrevista con Jeffrey Zeig. *Psicoterapia y familia*. México: Associación Mexicana de Terapia Familiar, 1989, vol. 2, nº 1, p. 56.
6. LAPLANCHE, Jean & PONTALIS, J. B. *Diccionario de Psicanálisis*, España: Labor, 1983, pp. 321-323.
7. Tenho visto em minha prática que esses nós são algo tão comum e quase o ABC para trabalhar com quase todos os pacientes, que gravei materiais de audio para que as pessoas possam trabalhá-los por conta própria. Alom Editores produz e comercializa esses materiais de audio em espanhol.

8. "o sintoma é indício e substituto de uma satisfação pulsional, interceptada, é um resultado do processo repressivo" - Freud, S. *Inhibición, síntoma e angustia*. (Obras completas, vol. XIX). Buenos Aires: Amorrortu, 1979, pp. 2-66.
9. SEGAL, Hanna. *Introducción a la obra de Melanie Klein*, Argentina: Paidós, 1977, pp.71-84.
10. CASTANEDA, Carlos. *Las enseñanzas de Don Juan*. México: Fondo de Cultura Económica, 1989, pp.133-134.

2. O INÍCIO DO CAMINHO. MÉTODOS DE INDUÇÃO DE TRANSE

Na hipnose tradicional, a indução do transe é um momento fundamental. É o primeiro passo de um procedimento, onde se experimenta o quanto hipnotizável o sujeito é e a habilidade do terapeuta para manter o controle sobre ele. Faz-se, geralmente, através de um ritual, onde se focaliza a atenção do paciente em um ponto determinado, colocando-o em uma posição passiva.

No enfoque naturalista da hipnose ericksoniana, mais que induzir um estado ampliado de consciência, tenta-se facilitar ou aproveitar o transe que aparece, de forma natural, em nós, em diferentes momentos, para que a atenção se centre no que é verdadeiramente importante. E o que é verdadeiramente importante é o que aparece de maneira espontânea, uma vez que a pessoa está em transe, ou seja, posta no caminho. A indução não é um passo prévio, já é parte do trabalho terapêutico. Escolhe-se o caminho dando o primeiro passo, e faz-se caminho ao andar.

Se todos os caminhos são iguais, não levam a lugar nenhum, são caminhos que vão pelo matagal, podemos iniciá-lo por qualquer lugar, sempre e quando essa pessoa tiver coração. É necessário que nós percorramos o caminho junto com ela e, para isto, seja qual for o método de indução que se escolha, é muito útil, primeiro, respirar no ritmo da outra pessoa e depois falar seguindo esse ritmo. Assim, nossas próprias palavras "a penetram" de uma forma adequada para ela, fluem sem obstáculos, a partir de nós, cria-se uma unidade. Acompanhar alguém com a respiração é mais próximo que acompanhá-lo com a mão. Qualquer modificação no ritmo ou estilo de respirar do paciente, faz-nos sentir, dá-nos conta de que há uma mudança dentro dele. Se dissermos que hipnotizar é acompanhar alguém onde este queira ir, CUIDANDO-O, para isto temos que permanecer receptivos ao que acontece dentro da pessoa, seguindo sua respiração, através de gestos e expressões faciais e corporais e, se notamos que algo vai mal, se aparece uma situação difícil, utilizamos isso, convertendo-o em um recurso, transformando essa situação em uma que seja prazerosa.

Definimos o transe como um estado em que imaginamos e sentimos mais do que pensamos, onde funcionamos sob o predomínio do cérebro direito. No transe, as coisas são vividas, como num sonho onde tudo pode ocorrer: não existe sentido do tempo, as sensações são distorcidas, podemos flutuar ou ficar paralisados, afundados no piso; surgem, com freqüência, dissociações, de maneira que podemos ser, ao mesmo tempo, sujeitos e observadores do que está acontecendo, ou aparecer representados em dois lugares ou em duas formas distintas ao mesmo tempo. Vivemos e sentimos o que acontece, sempre há sentimentos presentes. Tudo o que acontece no sonho tem um significado simbólico, metafórico. Esta é a linguagem em que se expressa o inconsciente. Enquanto sonhamos, fazemos, além disso, movimentos involuntários. Deste modo, podemos dar o primeiro passo para entrar no mundo do inconsciente, a partir de diferentes lugares: imaginando, concentrando a atenção em sensações e sentimentos, utilizando uma linguagem metafórica, provocando dissociações ou movimentos involuntários. Continuando, apresento as técnicas de indução que eu utilizo com maior freqüência e que partem destas possibilidades.[1] Sabemos que o número de caminhos possíveis é ilimitado, cada qual poderá criar o seu próprio para cada momento particular. Por hora, concentramo-nos em propor como se pode iniciar o caminho.

Criar ou reviver uma cena prazerosa

Uma das formas mais delicadas de induzir um transe é pedir à outra pessoa que imagine uma cena prazerosa e a viva com todos os detalhes, eu costumo dizer:

> Repare que horas do dia ou da noite são, note a luminosidade ou a escuridão, sinta a temperatura desse lugar sobre a pele, observe se está só ou acompanhada, olhe as cores e as formas, escute os sons e o silêncio, sinta a posição de cada uma das

> partes do seu corpo ou seu movimento, aí nesse lugar, sinta as texturas do que toca a sua pele: nas mãos, talvez nas costas ou em qualquer outra parte, e sinta aí, sua respiração, nessa cena, e a viva e a desfrute, porque está se sentindo como quer se sentir, está vivendo como quer viver.

Ao recriar, em transe, uma situação prazerosa, essa pessoa está construindo, já nela, uma realidade na qual se sente como se quer sentir, vive como quer viver e que já é parte do mundo interno que a determina. Esta técnica, que Bandler e Grinder denominaram "Ensaio", é uma sugestão que em lugar de palavras utiliza imagens e sensações. Se a verbalização não é diretiva quanto ao conteúdo da cena que vai aparecer, mas se o é quanto ao fato de que seja uma cena prazerosa em que se está sentindo como se quer sentir, o Ensaio é muito útil para que o paciente perceba o que quer, a partir do seu interior.

Lembro o caso de uma moça, estudante de direito, que "queria" que eu a ajudasse a se sentir melhor, mais animada, e a ser mais eficiente quando ia aos tribunais. Pedi-lhe que construísse uma cena onde se sentisse como realmente desejava se sentir. Ela se viu no campo, correndo à margem de uma represa. Incomodada, ela insistiu que queria estar bem, desfrutando o trabalho. Repetimos o exercício, construindo, agora, uma cena de trabalho "onde estava se sentindo como queria se sentir". Para sua surpresa, não apareceram os tribunais, mas um escritório cheio de plantas e luz onde ela estava desenhando sobre uma prancheta. Descobriu um caminho que, para ela, tinha coração. A partir daí, pudemos comentar como ela havia escolhido a sua profissão (era filha de um renomado advogado) e ela descobriu o que, na verdade, queria fazer.

Esta indução se dirige, principalmente, a desfazer o segundo nó. Quase sempre utilizo para iniciar um processo terapêutico. Faço isso para reforçar, desde um primeiro momento, a construção de uma realidade prazerosa, mas, também, como uma maneira de sugerir, sem palavras, que o caminho é um caminho sem coração, que não se trata de vir sofrer, descobrindo os horrores reprimidos e as coisas dolorosas, mas de descobrir e construir realidades agradáveis e positivas.

Indução através da percepção de sensações

Consiste em guiar a pessoa a enfocar sua atenção no que percebe com todos seus sentidos. Pede-se que sinta primeiro o que acontece fora, ao redor dela, depois, que sinta diferentes sensações no exterior do seu corpo e depois no seu interior, levando-a a estar, cada vez mais, dentro de si mesm:

> Olhe as diferentes cores e formas que existem aqui neste quarto, ou melhor ainda, lembre delas com os olhos fechados... através de suas pálpebras sinta a luminosidade e a escuridão deste lugar, escute

os sons ou o silêncio e observe como cada um desses sons, em vez de distrair sua atenção, lhe ajuda a estar mais em contato consigo mesmo, porque o lembram que estão fora enquanto você está mais e mais dentro de si... e agora você pode sentir todo o seu corpo apoiado nessa poltrona, talvez o sinta muito pesado, talvez muito leve, e pode sentir a textura do pano da poltrona na sua mão, que é diferente da textura do pano da sua camisa sobre seu braço e, ainda, em seu braço, há lugares onde o pano roça e lugares em que não, e pode sentir a gola da camisa diferente, talvez mais duro, onde a gola toca... sinta o cabelo que roça a sua testa e o que roça a ponta de sua orelha... talvez ainda possa sentir seus pés dentro dos sapatos, existem aí muitas sensações... e você sente diferente a planta do pé que se apoia sobre a sola, do piso que recebe todo o peso da perna, estando nessa posição, e há diferentes sensações de pressão do sapato ao redor de cada um dos pés. Você pode sentir a temperatura do anel no seu dedo, a pressão da pulseira do seu relógio e, inclusive, a forma do relógio apoiada em seu pulso... pode talvez sentir uma mão apoiada sobre a outra e distinguir aí pelo menos duas sensações: uma é a sensação da palma da mão que toca o dorso da outra, a outra é a sensação da mão que está por baixo, e que sente a textura da palma e o peso da mão que está por

> cima... pode também sentir sua respiração com todos os detalhes: sentir como o ar passa através de seu nariz, entrando e saindo, e como, com cada respiração, seu peito, seu abdômen, sobe, desce... e agora que você está mais relaxado, em contato consigo mesmo, talvez possa escutar ou sentir as batidas do seu coração...

O texto acima é um exemplo de verbalização, no entanto, é muito importante construir a indução fazendo referência às sensações que esse paciente pode ter pela roupa que veste, a posição de seu corpo, etc., falar de sentir o ar que entra pelo seu nariz quando está inspirando e se referir ao que sai quando está expirando. Trata-se de ir monitorando o que o paciente faz e o que sente ao fazê-lo. A princípio, sugeri que os ruídos de fora servissem para manter o transe, em vez de interrompê-lo. Na hipnose ericksoniana, um princípio fundamental é a UTILIZAÇÃO de tudo o que aconteça, para manter a pessoa no caminho e para que chegue onde quer chegar, de uma forma protegida. Qualquer interferência possível se transforma num recurso. Qualquer coisa que aconteça, transforma-se num passo dentro do processo de mudança e de crescimento. Se nos referimos a sensações difíceis de perceber como as batidas do coração, é preferível antecipar um "talvez" para que, caso a pessoa não a sinta, não creia que algo vai mal, e se sugira, então, que pode sair do transe e assim o faça. É importante sempre deixar claro que, perceba o que perceber, aconteça o que acontecer, tudo está bem. Se alguém diz que não sente diferenças de textura, pode-se comentar que está aprendendo a percebê-las e que observe como cada vez é mais fácil, o que é certo e serve, por sua vez, de sugestão. Quanto menos comuns forem as percepções e menores as diferenças que estamos pedindo que a pessoa observe, mais ela terá que concentrar sua atenção e mais facilmente entrará em transe.

Esta técnica serve para afrouxar o primeiro nó, para que o paciente aprenda a perceber seu corpo que, em geral, está negado, dissociado. Antes falamos de como, freqüentemente, somos educados a negar nossas próprias percepções. Em muitas das patologias com uma origem muito remota, falta capacidade para a auto-percepção. De acordo com a Teoria Psicanalítica, o Eu, que primeiro é o eu corporal, começa a se formar a partir da autopercepção do corpo. As pacientes anoréxicas ou os obesos não se dão conta se têm fome ou não, se já a saciaram e, ou deixam de comer ou comem compulsivamente. Tampouco distinguem o frio e o calor, nem percebem o cansaço. É freqüente ouvir de anoréxicas que elas fazem exercícios até desmaiar de repente. O fato único de aprender a perceber sensações, especialmente aquelas que se dão na pele (limite entre Eu e Não-Eu) ajuda a construção de uma auto-imagem adequada e, portanto, é por si só terapêutica.

Sempre aplico essa indução em pessoas ansiosas, porque as ajuda a relaxar e para as que chegam pedindo hipnose e esperam um procedimento mais formal.

Indução a partir da percepção de um sentimento ou uma dor

Quando o paciente se queixa de um sentimento: angústia, medo, depressão, ou uma dor, pode-se induzir o transe pedindo-lhe que descreva, minuciosamente, como percebe o sentimento ou a dor no corpo. Para a maioria das pessoas é difícil fazer isso, por isso é útil interrogá-las para que detalhem mais e mais o que sentem, cada vez que respondam com alguma abstração, peço-lhes novamente que concretizem como sentem no corpo. A seguir, mostro uma indução com uma paciente que se queixava de angústia:

E - Como você sente a angústia no corpo?

P - Como uma dor nos olhos, como quando se aperta muito, muito.

E - E onde mais?

P - Como um nó na garganta, uma vontade de chorar.

E - E a vontade de chorar, como a sente?

P - Como os olhos cheios de lágrimas.

E - E o que mais você sente quando os olhos estão cheios de lágrimas?

P - Algo como um ardor, uma dor, como quando se aperta.

E - Como uma dor nos olhos, como quando os aperta e um pouco de ardor, como um nó na garganta, como vontade de chorar e os olhos cheios de lágrimas. Em que outra parte do corpo sente a angústia?

P - No peito, como uma pressão, algo que aperta e não me deixa respirar.

Nesse instante, a pessoa já se encontra em transe e toda a sua atenção se dirige a perceber a angústia no corpo. Por associação, com freqüência, surgem, espontaneamente, situações dessa história relacionadas com esse sentimento. Por exemplo, cenas de sua infância em que se sentiu só e com medo. Essas cenas podem ser transformadas em situações prazerosas. Pode-se também utilizar a percepção do sentimento para fazer uma regressão até o momento em que este "se originou", ou fazer aparecer um símbolo que o represente, a ele ou à sua origem, e reconstituí-los ou fazê-los desaparecer como veremos dois capítulos adiante. É preciso ser muito cuidadoso porque, ao colocar uma pessoa em contato com um sentimento desprazeroso, facilita que apareçam as situações dolorosas ou aterrorizantes que se associam a ele e que antes mantinha reprimidas porque não era capaz de manejá-las. Se o terapeuta vai fazer com que apareçam, deve ter a certeza de que apoiará e conduzirá o paciente a superá-las.

Fazer com que uma pessoa descreva o sentimento no corpo serve para focalizar sua atenção, para que entre em transe e comece a afrouxar o primeiro nó, integrando mente e corpo. Serve, além disso, para se ter uma descrição do sintoma com suas próprias palavras. Quando repito esta descrição antes de formular a última pergunta, faço isso para que, ao ouvir-me, volte a focalizar cada uma dessas sensações e se mantenha assim dentro do transe.

Também, pode-se partir da descrição de uma dor, para fazê-la desaparecer com a técnica de símbolos (ver p.223).

Indução a partir da utilização de metáforas

Como já sabemos, os símbolos e as metáforas são a linguagem do inconsciente. Estas últimas oferecem uma representação simbólica e totalizadora de uma situação, onde são incluídos, em forma de imagem, elementos que seriam quase impossível incluir numa descrição verbal, entre outras razões, porque não temos consciência de muitos deles. O "ver" uma situação através de uma metáfora nos oferece uma perspectiva mais completa e, portanto, a possibilidade de gerar novas alternativas para sua solução de afrouxar o nó do estereótipo.

Usamos elementos metafóricos em nossa linguagem cotidiana. Referimo-nos a uma situação difícil dizendo que estamos em um túnel, ou que vemos tudo negro; e quando isso começa a ser solucionado, dizemos que aparece uma luzinha no fim do túnel e que o escuro vai clareando. Às vezes falamos de uma relação conflituosa como uma relação "de cães e gatos". Esta linguagem metafórica é ideal para entrar no inconsciente. Para induzir o transe, basta um empurrãozinho: tomar qualquer descrição metafórica que surja espontaneamente no paciente e continuar com ela. Por exemplo, se alguém fala que sofreu "feridas profundas" em sua infância, pode-se dizer-lhe:

> Todas as feridas, até as mais profundas, cicatrizam cedo ou tarde... umas cicatrizam de dentro para fora, outras de fora para dentro, mas, o mais importante, é primeiro limpá-las bem para evitar qualquer infecção e, uma vez limpas, deixá-las ao ar livre, para que cicatrizem. Se forem muito profundas, talvez necessitem curativos durante um tempo. Mas, não resolve, depois de limpas, coçá-las e coçá-las, porque isso machuca e atrasa a cicatrização. E quando as feridas saram, a cicatriz fica ali, já sem dor, como uma lembrança desses momentos difíceis que já passaram, como lembrança dessa experiência da qual sobrevivemos e que nos serviu para crescer.

Ao escutar essa verbalização, o paciente vai evocando imagens em relação às feridas, como, provavelmente, o leitor ou a leitora o faz ao lê-la. Nela há muitas sugestões implícitas: todas as feridas cicatrizam, ou seja, sempre podemos superar qualquer tipo de problemas e seguir em frente. As situações difíceis da vida nos fazem crescer. Se estamos aqui recordando-as, é porque já passaram e sobrevivemos a elas. É importante falar das coisas dolorosas, mas não serve muito se queixar, repetindo-as, sem sair delas.

Algumas vezes necessitamos de apoio (curativos) durante um tempo, para sarar. Por mais dolorosa e difícil que seja uma situação, chega um momento em que é superada e deixa de doer, ainda que deixe rastros, lembranças.

Pode-se continuar essa indução ou iniciar um diálogo com o paciente em linguagem metafórica:

E - Agora estamos limpando as feridas para que possam cicatrizar, talvez algumas já tenham cicatrizado.

P - Sim, toda essa fase de doenças e hospital, sinto que já foi superada.

E - Já cicatrizou e a cicatriz é uma lembrança., já sem dor, desses maus momentos. Lembre-se que já passaram e o quanto lhe fizeram crescer, porque com elas você se fortaleceu.

P- Sim, aprendi a estar só, a suportar melhor os momentos difíceis.

Cada vez que responde, eu o contesto com metáforas que utilizo para sugerir que a mudança já se deu, que a situação dolorosa ficou no passado, para sugerir crescimento.

Também podemos propor diretamente:

> E essa situação que você está descrevendo, como poderia representá-la em uma metáfora? Deixe que apareça espontaneamente, utilizando talvez cores, talvez imagens: plantas, animais, personagens ou qualquer coisa que possa aparecer. A primeira

imagem que surgir é essa, ainda que pareça simples ou estranha. Já percebeu qual é a metáfora? - Quando confirma, continuo: - Observando-a com todos os detalhes, repare se os contornos estão definidos ou difusos, se tem movimento ou não, olhe as cores, observe em que tipo de lugar ou contexto está.

Quando uma pessoa, um casal ou uma família me contam seu problema, voltam a viver ali os sentimentos relacionados com essa situação, estão sentindo mas, além disso, raciocinando, para me explicar o que ocorre. Representá-lo com uma metáfora, corta o raciocínio e os põe em cheio no transe. É preferível sugerir "deixe que apareça" e não "construa" uma metáfora para que esta surja de dentro, do inconsciente. Colocar a pessoa como observadora e na expectativa, ajuda a eliminar do processo a vontade, a razão e a lógica. Sugiro-lhe que pode usar cores ou imagens para facilitar que isto aconteça. Ou seja, "você já percebeu?" é uma sugestão. Esta frase implica que a metáfora já está aí e a única coisa que falta é que a pessoa perceba. A última parte, onde proponho que a pessoa observe detalhadamente, serve para concentrar mais a atenção nas imagens e manter o transe. Quando falarmos de **Percorrendo caminhos universais... o trabalho com metáforas** (p.237) e **Fazendo caminho ao andar... caminhos com coração** (p.245) veremos como continua o trabalho iniciado.

Indução através da dissociação

A forma mais simples de provocar uma dissociação é dizer:

> Observe a si mesmo numa tela, atuando, como num filme, onde você pode perceber a luminosidade ou a escuridão que existe ali, as cores e as formas, escute os sons e o silêncio e, sobretudo, veja-se atuando ali, observe seus gestos, a expressão de seu rosto, seus movimentos... e você pode ver esse filme quantas vezes for necessário, repeti-lo, passá-lo em câmara lenta, para frente ou para trás, ou detê-lo num quadro para observar algo muito especial.

Entra-se em transe ao dissociar entre sujeito observador e sujeito observado, assim como ao construir as imagens no filme. Esta indução é útil para trabalhar o Ensaio com aquelas pessoas que têm dificuldade de penetrar numa cena e vivê-la. Uma vez que se viram na tela, pode-se sugerir que entrem no filme, o que, com certeza, lhes será mais fácil. É útil também para elaborar e superar situações traumáticas, um assalto, por exemplo. Vê-las numa tela permite colocar distância. O espectador não sente tanto na própria carne o que está observando. A seguir, a situação traumática pode se reconstituir sugerindo que, o que acontece aí é diferente porque a pessoa está se defendendo, ou atuando de modo diferente.

Outra forma de induzir o transe através de uma dissociação é:

> Sua mente consciente pode estar atenta aos ruídos do exterior... sua mente consciente pode pôr atenção ao conteúdo de minhas palavras... sua mente consciente pode, se quiser, aproveitar esse tempo para resolver todas as pendências que tenha e sua mente inconsciente pode, enquanto isso, voltar no tempo, bem para trás, até esse momento tão especial...[2]

No exemplo, a indução é empregada para realizar uma regressão, mas pode-se usar com qualquer tipo de técnica. A dissociação entre mente consciente e mente inconsciente, orientando cada cérebro às atividades que lhe são próprias, põe a pessoa imediatamente num estado de transe. A dissociação é especialmente útil naquelas situações em que há muitos agentes de distração, porque enfocamos a atenção do cérebro esquerdo no que distrai e, desta maneira, o direito fica livre para fazer seu trabalho. Uma vez a utilizei para tirar uma dor nas costas de um amigo no intervalo de uma sessão de teatro. Com as pessoas que dizem não poder se concentrar facilmente e que, para tanto, se auto-sugerem distração, ao dissociar, convertemos a distração em recurso para induzir o transe. Um caso similar é o daqueles que, seja por temor ou desconfiança ou porque querem aprender, desejam escutar o conteúdo das verbalizações e estar atentos a tudo o que o terapeuta faz. Na terapia tradicional, tais atitudes seriam consideradas "resistência", para nós, são o caminho para iniciar o transe.

Sempre que se provoca uma dissociação, seja para induzir o transe ou para trabalhar dentro dele, é conveniente sugerir integração antes de voltar à consciência. No primeiro caso, o da tela, esta integração se dá quando o paciente entra no filme. Se não o fizer, é conveniente sugerir que a apague. No segundo, a dissociação mente consciente – mente inconsciente, pode ser finalizada sugerindo:

> E agora, sua mente consciente e sua mente inconsciente, depois de haver realizado cada uma o seu trabalho, tornam a se integrar em X (seu nome), para regressarem assim, unidas, a um estado completo de consciência.

Desta maneira, antes de terminar, damos outra afrouxadinha no primeiro nó.

Indução para treinar a auto-hipnose

Geralmente, utilizo-a para treinar os pacientes em auto-hipnose para controle da dor ou manejo da tensão, por exemplo. Ao iniciar, explico-lhes que para entrar em transe, basta provocar movimentos involuntários e evitar os voluntários. Isto faz com que o cérebro direito tome o controle. Comento que é como passar "o *switch* do predomínio" do cérebro esquerdo para o direito. Proponho:

Feche seus olhos e jogue-os para cima e para trás, como se quisesse olhar atrás da sua cabeça. Isto provoca movimentos involuntários em suas pálpebras, como pequenos tremores. Você os sente?... — quando confirma, continuo — Uma vez que tenha sentido, pode relaxar seus olhos. Você já está num estado de transe e você pode mantê-lo sentindo sua respiração. Sinta a respiração com todos os detalhes, sem modificá-la, sinta como está respirando naturalmente neste momento... sinta o ar que passa através de seu nariz, entrando, saindo... sinta como seu peito se move com cada respiração, e também seu abdômen ... sobem, descem... e à medida que você vai entrando mais e mais para dentro de si mesmo, podem começar a aparecer sensações distorcidas que são normais no estado de transe. Pode ser que nesse momento já possa perceber como seu corpo ou parte de seu corpo se sente mais pesado ou mais leve... repare bem: já percebeu que sente mais pesado? — quando confirma, continuo — Às vezes, sente esta parte do corpo tão pesada que dá a impressão de que afunda aí onde está apoiada, às vezes, perde a sensação de onde termina a mão e começa a poltrona, é como se fossem a mesma coisa. Já percebeu que sente parte de seu corpo mais leve, como se estivesse flutuando? — quando confirma, continuo — Às vezes, inclusive, dá a impressão

> de que não sente essa parte do corpo. Quando sente uma mão, um braço ou um pé muito leves, podem começar a flutuar, a subir por si só com movimentos inconscientes que são como pequenos tremores. Sente? E isso também é normal... tudo pode acontecer num momento de transe, é como nos sonhos. Algumas pessoas sentem uma parte do corpo mais fria ou mais quente, ou sentem vibrações internas, como energia que flui em forma de ondas. Ou pode sentir que uma parte de seu corpo está maior ou menor. São as distorções na percepção que aparecem nos estados de transe e que são normais. Já percebeu o que é que você sente? — Quando responde que sim, continuo — Isso que você sente, — e repito suas palavras — são os sinais do seu corpo de que você está em transe. Na próxima vez que fizer esse exercício, provavelmente, voltarão a aparecer, ainda que também possam surgir outras.

A seguir, ensino a se auto-sugerir para estar sem dor ou eliminar a tensão.

Comento que qualquer distorção nas sensações é normal durante o transe para, assim, evitar que se assuste quando repetir o transe sem mim. É muito importante monitorar tudo que acontece, acompanhá-lo passo a passo, perguntando-lhe o que sente e reafirmando que está tudo bem, ajudando-o a descobrir quais são seus próprios sinais de que se encontra em estado de transe para que, mais tarde, saiba reconhecê-los e lhe sirvam para reafirmar e se auto-sugerir que está em transe, bem com para reconhecer o momento em que já pode "pedir a seu corpo" que elimine a dor e a tensão. Aqui também, ao enumerar as possíveis distorções da percepção, sugiro que apareçam, se é que já não o haviam feito. Antes de terminar, explico:

> Quando quiser sair do transe, basta fazer movimentos voluntários, para mudar novamente "o *switch* do predomínio" do cérebro direito ao esquerdo. Você pode, por exemplo, esticar-se um pouco, mover os dedos, abrir os olhos ou se sentir muito pesado, simplesmente mudar o ritmo de sua respiração e dar dois ou três minutos para recuperar a normalidade de suas sensações.

Esta técnica, assim como a **Indução através da percepção de sensações**, treina o paciente na autopercepção e o ajuda a construir ou reforçar sua imagem corporal.

Até aqui, vimos diferentes maneiras de iniciar o caminho, de dar o primeiro passo. A seguir, mostrarei como manter o outro nesse caminho, seu próprio caminho, numa forma segura e protegida.

Notas e referências bibliográficas

1. Milton H. Erickson propunha que podemos induzir o transe a partir de qualquer um dos fenômenos que se produzem nele. Ver ERICKSON, Milton H. *Seminários de introdução à hipnose*: Califórnia 1958. Belo Horizonte: Diamante, no prelo.

2. Utilizei aqui três afirmações permissivas e óbvias para a mente consciente, de maniera que a pessoa responda facilmente "sim" às três e logo, por inércia, responda também "sim" à quarta, que é a sugestão. Esta é uma técnica criada por Milton H. Erickson que é chamada "Série de sims" (*Yes set*).

3. COMO MANTER A DIREÇÃO E O CAMINHO. AS TÉCNICAS PARA SUGERIR

Se todos os caminhos são o mesmo, todos vão dar no matagal, quando falamos de *manter o caminho* falamos *de manter o estado de transe e a atenção* no que é "verdadeiramente importante": o que surge de forma espontânea do inconsciente, ou seja, o que é necessário mudar. Para consegui-lo, reforçamos o transe com qualquer pretexto.

O inconsciente vai marcando o caminho: os sintomas são um sinal de que há algo para consertar. Podemos trabalhar com eles, modificá-los e pode haver, inclusive, progressos evidentes, mas, enquanto persistem, estão nos indicando que esta cebola ainda tem alguma casca por tirar.

Uma vez que cada um tem que encontrar seu próprio caminho, aquele que, para ele, tem coração, quando falamos de *manter a direção* nos referimos a: *assegurar que se dê a mudança rumo ao bem-estar*, que os elementos desprazerosos sejam eliminados ou transformados, que sejam iniciados os processos que desemboquem no desaparecimento do sintoma, que o indivíduo cresça, aprenda a desfrutar, que experimente percorrer diferentes caminhos, porque pode haver mais de um que tenha coração. E o que escolher, a cada momento, nós vamos protegê-lo, garantindo a direção adequada. Para isto, temos que reetiquetar tudo o que aconteça no transe, seja o que for, como parte do processo para estar bem. Assim foi feito no caso da mulher com diagnóstico de transtorno limítrofe que apresentei, onde se sugeriu que a vivência de desintegração era o primeiro passo para depois reintegrar-se com firmeza e flexibilidade. Para que uma situação desprazerosa ou aterrorizante desapareça definitivamente, logo que ela surja, é importante sugerir que apareça, utilizando, por exemplo, a metáfora de como o corpo elimina através do vômito e da diarréia o que lhe faria mal se ficasse dentro dele.

Uma vez assegurada a direção, devemos permitir e, inclusive, impulsionar o paciente a se movimentar com liberdade dentro desse caminho e que, se deseja correr um pouco, que corra, se quiser ir devagar, que o faça, e se detenha, quando quiser, para olhar para trás ou para frente, ou simplesmente tomar um fôlego. Pode caminhar em ziguezague, dançando, brincando, arrastando os pés, com sapatos ou descalço, engatinhando ou bem erguido, e também é válido se arrastar um pouco e sentir e cheirar a terra. Tenta-se que cada um descubra sua maneira de caminhar e, inclusive, experimente diferentes estilos e formas. Nesse sentido, o que em outras terapias se interpreta como resistência, aqui só significa que o paciente decidiu se deter um momento para tomar um fôlego, ou olhar para trás, ou ir mais devagar.

A fim de que cada pessoa percorra o caminho a seu gosto, é importante lhe sugerir, repetindo suas mesmas palavras ou utilizando termos, sejam ambíguos ou que abarquem todas as possibilidades, para que possa lhe dar o conteúdo que quiser.

Assim como não podemos saber se o branco que eu vejo é o mesmo branco que você vê, tampouco podemos saber se damos o mesmo sentido a uma palavra. "Ser feliz", por exemplo, pode ter significados diferentes para pessoas diferentes: estar muito alegre, não ter preocupações, sentir-se bem consigo mesmo e com os demais, possuir coisas materiais ou desfrutar com intensidade cada momento. Se o paciente comenta "desejo ser feliz" e o ajudamos a construir uma cena prazerosa onde esteja como quer estar, dizendo-lhe "e aí você é feliz como quer ser", estaremos sugerindo-lhe o que ele deseja. Se não usamos suas mesmas palavras, estaremos correndo o risco de lhe sugerir o que ele não deseja, por exemplo: "e aí você se sente bem consigo mesmo e com os demais, em paz, tranqüilo, porque tem o que deseja", quando o que ele espera é "desfrutar intensamente cada momento".

Sempre é preciso utilizar termos e frases ambíguas ou que abarquem todas as opiniões e nunca acreditar que sabemos o que o outro sente ou "deve sentir". Se alguém em transe comenta que se encontra numa praia, talvez nos pareça lógico lhe sugerir: "você sente o calor do sol sobre a sua pele", mas pode ser que, em sua fantasia, ele se encontre na sombra ou numa praia européia, onde faz frio ou que, depois de seu comentário, tenha mudado de cena e agora esteja num lugar sem sol.

No capítulo anterior, temos muitos exemplos de verbalizações que utilizam a ambigüidade:

> Repare que horas do dia ou da noite são, note a luminosidade ou a escuridão, ouça os sons ou o silêncio, sinta a temperatura desse lugar e as diferentes texturas do que toca a sua pele... você está aí sentindo como quer se sentir, vivendo como quer viver, atuando como quer atuar...

Aqui é importante frisar que se diz *repare, note, sinta* e não *tente*. "Tentar" implica esforço e, além disso, abre a possibilidade de que o indivíduo não possa. Como veremos mais adiante, temos que construir a realidade de que a mudança é um fato que, com toda a certeza, acontece. "Tentar" é também um ato voluntário. A vontade corresponde ao cérebro esquerdo e devemos procurar o predomínio do direito para manter o estado de transe. Assim como o induzimos provocando movimentos involuntários e saímos dele realizando movimentos voluntários, usar a vontade nos leva a recuperar a consciência ou, pelo menos, evita que flua o processo inconsciente. Uma forma prática de fazer isto é colocar o sujeito para observar o que acontece:

> Observe como acontece aí isso que você quer que aconteça, repare na expressão de seu rosto, em seus gestos e movimentos que refletem como você se sente bem, como quer se sentir, porque está atuando, natural e espontaneamente, como quer atuar e está tudo bem...

Neste exemplo, estamos, além de tudo, dissociando, ao colocar essa pessoa a observar a si mesma, o que reforça o transe. Outra maneira de fazê-lo, é dar o controle da mudança a um processo que depende do cérebro direito como é o sonho ou a respiração[1]. Se estamos transformando uma cena desprazerosa em uma prazerosa podemos sugerir:

> Enquanto você observa o que acontece aí, sinta a sua respiração com todos os detalhes, sinta como o ar passa através de seu nariz, entrando, saindo, sinta como seu peito e seu abdômen se movem a cada respiração, num sentido, no outro, para cima, para baixo, inclusive, talvez, possa perceber até onde se movem seu peito e seu abdômen com cada respiração... sua respiração é um dos principais recursos que seu corpo e sua mente têm para estar bem. Com cada respiração seu corpo se enche de vida, de ar fresco, de tudo que você necessita para estar bem e jogue fora tudo aquilo que, se ficasse dentro, faria mal. Com cada respiração acontecem,

> a cada momento, milhões de mudanças invisíveis: muitas de suas células se dividem, outras crescem, outras nascem e outras morrem. São, exatamente, as mudanças que seu corpo necessita para continuar vivendo e estar bem... enquanto sente a sua respiração, observe como, da mesma maneira que está realizando mudanças prodigiosas e invisíveis dentro de si, justamente as mudanças internas que são necessárias, sua respiração transforma essa cena, mudando, exatamente, o que tem que mudar para que você se sinta então como quer se sentir.

A primeira frase, ao promover a dissociação, reforça o transe, assim como o fato de focalizar a atenção em *como sente* o respirar. Ao falar que estão se realizando mudanças prodigiosas e invisíveis, mudanças internas, estou me referindo, literalmente, ao físico, ao mesmo tempo em que, metaforicamente, estou sugerindo que se iniciem processos intrapsíquicos.

Uma vez que o paciente começa a perceber mudanças, se não foram completadas ao terminar o exercício, podemos prosseguir:

> E essa mudança que já se iniciou continua durante o dia e durante a noite com cada respiração, mas de maneira muito especial de noite, enquanto dorme, ao sonhar, utilizando o mecanismo que os sonhos constróem... para seguir mudando tudo o

> que é necessário mudar, para seguir elaborando tudo o que é necessário elaborar, reconstruindo uma e outra vez essa cena de novas e diferentes formas, experimentando e ensaiando qual é a melhor para você.

Ainda que a cena tenha sido reconstituída em sua totalidade, sempre é útil sugerir que o processo continue. O inconsciente funciona, entre outras formas, por associação e condensação[1]. Quando sonhamos, por exemplo, integramos elementos de muitos num personagem. Ao associar um processo fisiológico, a respiração ou o sonho, com um processo intrapsíquico, a transformação de uma cena desprazerosa em uma prazerosa, ambos ficam condensados, indissoluvelmente unidos. A partir daí, são a mesma coisa, como esse personagem dos sonhos que é um e ao mesmo tempo muitos. Respiramos o tempo todo, sem parar, e dormimos a cada noite, portanto, garante-se que o processo de elaboração interna continue. Por outro lado, sabe-se que os sonhos são mecanismos de reconstrução, indispensáveis ao equilíbrio psíquico[2].

Devemos empregar a sugestão para desencadear processos, para afrouxar nós e para que o fio se estique e flua de maneira natural rumo à integração, ao crescimento, ao bem estar, à capacidade de desfrutar. Para isto, o verbo *aprender* é de muita utilidade. *Estar aprendendo* algo implica que cada vez se fará melhor, as falhas e erros serão superados com o tempo. Portanto, se ocorre uma recaída, o paciente não a interpretará como um sinal de que o tratamento não serviu, ou que ele é incapaz de mudar, mas o entenderá como parte de um processo.

Quando desencadeamos processos, a mudança ocorre indiretamente. Não podemos ditar ordens ao inconsciente e tirar de uma canetada sintomas e dores no estilo da hipnose tradicional. Em primeiro lugar, sabemos que não existe a sugestão de fora, que esta opera somente quando encontra um eco interno e se transforma assim em auto-sugestão. Em segundo lugar, vimos, no capitulo 1 desta parte, que os sintomas "vivos" são o sinal de que embaixo há um nó por desembaraçar. Se os eliminamos com "uma ordem", aparecerá outro sintoma indicando que o nó está aí. A dor física também tem a função de nos mostrar que algo ruim acontece no corpo, que um tecido está ferido ou que se introduziu algum elemento estranho. Se eliminamos a dor com analgésicos, sem investigar porque apareceu, o mal continua e aumenta. Há dores que já sabemos a que se devem, e mesmo que já nos estejamos medicando, continuam, por exemplo, as dores por metástases de câncer, ou a dor de dentes, ainda que tenhamos hora marcada com o dentista. Nestes casos sim, podemos tirar diretamente a dor. A mesma coisa acontece com os estados psíquicos. Se são sintomas vivos, primeiro temos que desamarrar o nó. Se são sintomas de casca vazia, algumas vezes, são eliminados com uma simples sugestão, outras vezes, precisam ainda de uma elaboração, como no caso citado da neurodermatite. (ver pp. 129-132)

A orientação para desencadear processos e não para apagar sintomas permite que cada pessoa percorra o seu caminho como quiser; isto implica que o terapeuta tenha uma atitude de respeito para com o paciente, baseado na certeza de que ele sabe o que é bom para ele mesmo.

Antonio Machado mostra, na interpretação de Serrat, que no correr da vida temos feito "caminho ao andar... golpe a golpe... verso a verso" igualmente àquele caminhante ao qual diz:

> Caminhante são tuas marcas o caminho e nada mais / caminhante não tem caminho / faz o caminho ao andar / ao andar se faz caminho/ e ao voltar o olhar para trás / se vê a vereda que nunca / se voltará a pisar.

Aproveitando que a vereda que fica para trás jamais se voltará a pisar, podemos sugerir que todos os problemas, os sintomas, as dores e as dificuldades ficam no passado, enquanto que a mudança, o bem-estar, o crescimento, o prazer e o positivo estão no presente. Essa é uma realidade que empregamos para promover a mudança, porque outra coisa, como veremos ao falar de reconstruir a história, é que:

> Tudo passa e tudo fica / mas nosso é passar / passar fazendo caminhos / caminhos sobre o mar.

E os rastros no mar são feitos e são refeitos continuamente, sem esforço, desaparecem e voltam a se traçar e cada traço é único. Podemos construir duas realidades diferentes e utilizá-las de acordo com o que se queira: ou nossas vidas são "a vereda que nunca se voltará a pisar", e aí colocamos então todo o negativo, ou são "rastros no mar" mutáveis, dinâmicos, onde as experiências passadas são recursos que fluem e temos à mão, traços que podem ser traçados e retraçados quantas vezes for necessário.

Regressando à vereda que nunca se voltará a pisar, usamos o tempo passado para falar dos problemas e o tempo presente para nos referirmos à mudança. Melhor ainda o gerúndio, que é um presente com movimento. As palavras *antes e agora* são muito úteis.

Assim sugerimos a alguém que está aprendendo a controlar a dor:

> Você já se deu conta do que sente AGORA, onde ANTES sentia a dor? Já notou como ESTÁ DESAPARECENDO?

Se empregamos a **Técnica do Ensaio*** para ajudar uma pessoa a deixar de fumar e lhe pedimos que construa cenas onde ANTES fumava e AGORA está sem fumar, pode-se sugerir:

---

* Ensaio em espanhol pode ter a conotação de treino, atuação, experiênciação. (N.T.)

> Deixe que apareça um desses momentos em que ANTES você fumava e AGORA está sem fumar, sentindo-se confortável, bem, como quer se sentir. Construa essa cena com todos os detalhes - e o fazemos reviver da forma que já aprendemos: observe que horas do dia ou da noite são, a luminosidade ou a escuridão, olhe as cores e as formas, escute os sons e o silêncio... e, sobretudo, repare na expressão de seu rosto, seus gestos ou movimentos que refletem como VOCE SE SENTE BEM e observe como tudo isso que ANTES o levava a fumar, AGORA te faz sentir bem e satisfeito porque JÁ parou de fumar.

O futuro já é presente na fantasia, uma realidade que já está aqui. A frase "VAI deixar de fumar com tranqüilidade" deixaria aberta a possibilidade de que isso acontecesse dentro de um instante, vários dias ou dez anos depois. Se dissermos "já deixou de fumar" a afirmação se transforma em realidade presente nos registros de nosso cérebro direito e, portanto, as coisas não podem ser de outra maneira. Construímos realidades e é necessário fazê-lo de forma drástica e taxativa, sem deixar lugar para dúvida, ou para que a mudança não se dê da forma adequada. Quando perguntamos "VOCÊ JÁ SE DEU CONTA do que você sente AGORA onde ANTES havia dor?" VOCÊ JÁ SE DEU CONTA implica que a mudança se deu e só falta perceber. E, aconteça o que acontecer, segue-se construindo essa realidade. Se a pessoa diz "ainda me dói um pouco", costumo responder-lhe:

"Repare bem, é apenas dolorido e o dolorido é sinal de que aí ESTEVE uma dor durante muito tempo e JÁ PASSOU e, pouco a pouco, VAI DESAPARECENDO". Se a respeito de uma cena que estamos transformando, alguém diz que não muda nada, sugiro:

> Repare bem, às vezes, a mudança começa por um pequeno detalhe, tão pequeno que você demora a perceber, mas as mudanças que vão de pouquinho em pouquinho são mais duradouras. "Você já se deu conta em que detalhezinho está mudando?"

Se consente, podemos amplificar a mudança:

> Se inicia, às vezes, por uma pequena mudança que, de repente, se AMPLIA e se ESTENDE, até MUDAR de forma RADICAL o que estava acontecendo, de modo que AGORA, nessa cena, você se SENTE bem COMO QUER SE SENTIR.

Outra realidade que construímos de saída é que todo ser humano tem experiências que são recursos e momentos prazerosos para apagar ou transformar situações desagradáveis.

Como vimos, aprender a caminhar nos deu uma grande quantidade de recursos. O mesmo aconteceu quando aprendemos a falar, a comer sozinhos, quando fomos pela primeira vez à escola e com cada sucesso de nossa vida.

Quanto aos momentos prazerosos, consideramos fato que eles existem em qualquer pessoa, por mais negra que pareça sua história ou sua situação atual. Todo mundo teve, pelo menos uma vez, a experiência de desfrutar o mamar um leite saboroso e quentinho, sentir-se agasalhado e cômodo, contemplar uma flor ou o céu azul.

Uma amiga terapeuta me enviou, certa vez, uma paciente sua que queria se suicidar. Pediu-lhe que fizesse uma ou duas sessões comigo, numa última tentativa para recuperar a vontade de viver. Chegou vestida de negro e me disse que vinha apenas para satisfazer sua terapeuta, porque ela desejava morrer. Sua vida estava cheia de sofrimentos: lembrava de sua mãe, sempre muito doente, que morreu quando ela ainda era muito criança. Dizia que nunca ninguém lhe havia dado nem um pouco de apoio nem de carinho e que toda sua vida tinha sido sofrer e trabalhar sem nenhum sentido. Contou-me que, há pouco tempo atrás, havia iniciado uma relação conjugal que, pela primeira vez, a fez sentir que a vida valia a pena, mas que, um dia, voltou do trabalho para casa , mais cedo que de costume, e encontrou seu parceiro na cama com uma amiga de ambos.

Propus-lhe que reconstruísse algum momento lindo de sua história onde valia a pena viver. Respondeu-me que não conseguia se lembrar de nenhum. Então lhe disse que construísse uma cena ideal onde se sentisse como queria se sentir. Disse-me que precisava de uma ilusão, mas não conseguiu imaginar uma cena assim, tinha medo inclusive de tentá-lo. Pedi-lhe que descrevesse o seu medo e, através dessa descrição, entrou em transe. Sugeri que aparecesse um símbolo que representasse o que produzia esse medo e comentou que tudo era negro. Quando propus que sua respiração faria aparecer um símbolo de seus recursos internos para acabar com o negro ou transformá-lo, começou a tremer. Comentei que o tremor era um caminho para voltarmos no tempo até o momento em que esse negro surgiu, a fim de reconstruir esse momento em sua história.

Iniciei uma regressão através do negro e do tremor, trabalhando, como veremos ao falar dessas técnicas no próximo capítulo, enquanto lhe sugeria:

> Sinta sua respiração enquanto volta no tempo, sinta como cada respiração vai JOGANDO FORA o NEGRO que ANTES lhe fazia mal, e fazendo surgir o branco ou talvez outras cores que também estão dentro de você.

Comentou que não queria sentir a respiração, porque a respiração é vida e ela sentia medo de viver e por isso queria se matar; então continuei:

> Você pode, se quiser, deixar de sentir sua respiração, mas seu corpo continua respirando, ainda que você não perceba, e com cada respiração SE DÃO MUDANÇAS fundamentais e indivisíveis DENTRO DE VOCÊ: milhões e milhões de células se transformam com cada respiração; umas morrem, outras VIVEM, outras se dividem ou CRESCEM. São MUDANÇAS INTERNAS que

> não se vêem, mas que são FUNDAMENTAIS e se deram ATRAVÉS DE SUA HISTÓRIA, sempre DESFAZENDO todas essas substâncias que, como O NEGRO, lhe fariam mal se ficassem dentro e ENCHENDO-LHE de oxigênio, DE BRANCO ou talvez DE LUZ, sem que você perceba nem sinta nada. São MUDANÇAS que se dão por si só, SEM necessidade de fazer nenhum ESFORÇO.

Assim, sugeri, de forma indireta, mudanças internas e que surgissem elementos positivos (branco ou luz) que eliminassem a depressão (negro).

Pouco a pouco o tremor foi desaparecendo. Supus que o mesmo acontecia com o medo e lhe perguntei:

> VOCÊ JÁ SE DEU CONTA do que está sentindo AGORA aí onde ANTES sentia o medo?

E ela começou a descrever sensações agradáveis. Continuei:

> Repare bem como aí, onde ANTES era tudo negro, estão APARECENDO OUTRAS CORES que são parte de você e que estão jogando fora o negro, tomando seu lugar. VOCÊ JÁ SE DEU CONTA de quais outras cores estão aí?

Respondeu: "branco e amarelo". Quando tudo era branco e amarelo, pedi-lhe que retornasse ao momento atual "impregnando sua história com essas cores".

Ao terminar marquei com ela outro encontro com a certeza de que voltaria.

Voltou vestida de negro e com um lenço vermelho no pescoço. Contou-me que depois da indução começou a lembrar momentos lindos que, há muito tempo, havia esquecido. Lembrou, por exemplo, que ia ao mercado com seu pai e este lhe comprava pedaços de melancia. Chamou-lhe a atenção lembrar, inclusive, a sensação de frescor ao morder a fruta e o caldo que lhe escorria pela boca. Este foi o princípio de um processo de recuperação de lindas lembranças, brancas e amarelas, que, pouco a pouco, foram apagando o negro que sua vida tinha. Tivemos mais duas sessões e voltou para continuar o processo com sua terapeuta. O trabalho que fez comigo consistiu apenas em recuperar a vontade de viver.

Nos exemplos anteriores, destaquei com maiúsculas algumas palavras. Podemos destacá-las com o tom ou o ritmo de voz: ou seja, pronunciando essas palavras mais forte ou de forma mais lenta para sublinhá-las, ou abaixando o volume a fim de obrigar quem escuta a colocar mais atenção nelas, ou fazendo uma pausa antes de pronunciá-las, causando assim, uma expectativa. Trata-se de uma mensagem não-verbal de que essas palavras são diferentes, mais importantes, o que opera como uma sugestão direta ao cérebro direito. É a técnica de entremeamento de Erickson e que tem muitas variantes[3]. Pode-se construir um texto dentro do outro, como quando utilizamos o contar uma estória a um menino, para tirar-lhe uma dor:

> Cachinhos de ouro entrou na casinha no bosque e encontrou uma mesa posta com três tijelinhas: duas maiores e uma menorzinha, cheias de sopa quente. Cheirou-as, provou-as e depois tomou uma por uma. SENTIA o sabor na boca e SEU CORPO inteiro foi se esquentando com a sopa, até que ficou BEM satisfeita. Era um lugar CONFORTÁVEL, onde TINHA tudo o QUE precisava para ESTAR BEM.

O entremeamento é: SENTIA SEU CORPO BEM, CONFORTÁVEL, TINHA QUE ESTAR BEM. Não precisa ser uma oração perfeitamente acabada, mas é necessário fazer uma ligação entre as idéias e conceitos que se quer sugerir. Basta sublinhar uma ou duas palavras, ANTES e AGORA, no exemplo do deixar de fumar, para concluir que o problema está no passado e a mudança no presente. Também é possível entremear utilizando duas vozes: uma delas narra qualquer coisa e a outra intercala, palavra por palavra, as sugestões.

Na estória de Cachinhos de Ouro falamos de "estar bem", em lugar de "não ter dor". A negação não existe na linguagem do inconsciente. Se queremos dizer "não fumar" com imagens, temos que desenhar primeiro um cigarro (fumar) e depois sobrepor um X indicando proibição*. Ao dizer "não

* N.E.: A imagem que se deseja passar é a imagem da placa "proibido fumar".

tem dor", provocamos que primeiro sinta a dor para, depois, poder eliminá-la, e corremos o risco do paciente, ao perceber mais dor num primeiro momento, se auto-sugerir que está pior e assim será. É melhor empregar, na medida do possível, frases afirmativas.

Gostaria de esclarecer que o objetivo do entremeado não é "enganar" a pessoa hipnotizada, para provocar nela mudanças, sem que perceba, mudanças "para seu bem", ainda que seja contra a sua vontade. Este último, definitivamente, não é possível. Trata-se apenas de usar a linguagem do inconsciente, a linguagem analógica, para dar força e hierarquia a algumas palavras.

Até agora falamos de sugestões que se fazem fundamentalmente com palavras. O entremado utiliza a linguagem verbal (palavras) e a analógica (ritmo e tom de voz). A técnica de Ensaio, que vimos ao falar de **Criar ou reviver uma cena prazerosa** (pp.139-141), é a sugestão analógica por excelência. Ao pedir a um sujeito que construa uma cena onde está se sentindo como se quer sentir, surge, em imagens e sensações, o que essa pessoa deseja do fundo de seu ser. Expressar em palavras o dito desta maneira é praticamente impossível ou, quando menos, interminável. E o que aparece em imagens e sensações já é parte de sua realidade interna.

Até aqui, vimos como se inicia o caminho e como se mantêm o caminho e a direção. A seguir, falaremos de como se faz o caminho ao andar, e de como sobre um rastro no mar se traça outro e mais outro até que se transforma na nova vereda que é possível ver ao olhar para trás ou para frente.

Notas referências bibliográficas

1. Ver: FREUD, Sigmund. *Lo inconsciente* (Obras completas de S. Freud, vol. XIV). Buenos Aires: Amorrortu, 1979, "Las propiedades particulares del sistema Inconsciente", pp.183-192.
2. PEREZ G. Augusto. "Alteraciones perceptuales", em: ARDILA, A. *Psicología de la percepción*. México: Trilhas, 1980, p. 354.
3. Em inglês *interspersal*.

4. DESATANDO NÓS, FAZENDO CAMINHO AO ANDAR OU DESENHANDO RASTROS NO MAR. DIFERENTES TÉCNICAS PARA RECONSTRUIR A REALIDADE

Como no inconsciente não há um pensamento linear, nem dicotomias, nem possíveis contradições, podemos, simultaneamente ou em momentos distintos, desatar nós, fazer caminho ao andar ou desenhar rastros no mar, segundo convenha à realidade que estamos reconstruindo e assim, por exemplo, provocar que um rastro que se tenha desenhado no mar se transforme, de repente, na vereda que não se voltará a pisar. As diversas técnicas que apresento são diferentes caminhos que fui construindo e reconstruindo, às vezes a partir do trabalho realizado por outros hipnoterapeutas, sempre através da experiência clínica de todos os dias, da relação com um paciente, com outro e com outros, com a vida e comigo mesma.

Desatando nós: recuperação de aprendizados e recursos internos

Partimos do princípio de que todas as nossas experiências de vida são recursos e aprendizados que servem para nos fazer crescer e ser felizes. Quando isto não acontece espontaneamente, é porque existem nós que impedem o fluxo dos recursos, que permanecem enterrados e "esquecidos". Alguns aprendizados provêm de experiências universais, como nascermos e termos que nos adaptar a viver por nós mesmos, fora do ventre da mamãe; aprender a nos comunicar com os demais, primeiro com gestos e sinais, depois com palavras; brincar, entrar na brincadeira e desfrutá-la, sentir satisfação e orgulho por algo conquistado, descansar e relaxar depois de um mau momento, etc. Há também experiências que são compartilhadas pelos membros de nossa sociedade ou grupo social, ainda que, ao mesmo tempo, sejam vivências profundamente individuais. Em algumas, fomos o protagonista, em outras, mais um que participava num ritual ou numa experiência comunitária. Em todas elas há elementos que compartilhamos e que constituem aprendizados. Por exemplo, no primeiro dia de escola todos nós enfrentamos um ambiente alheio ao de casa, com gente estranha, e ficamos então sós, talvez chorando, talvez não, mas todos tivemos que nos adaptar a essa nova situação e aprender a nos relacionar com pessoas diferentes do papai e da mamãe. Quando aprendemos a ler e a escrever, tenha sido numa escola grande ou pequena, numa escola ativa, onde éramos estimulados, numa escola rígida e tradicional ou, inclusive, em nossa casa, todos vivemos o prazer de ver surgir de nossa mão um traço, uma letra, uma palavra, nosso nome, e nos sentimos orgulhosos do que pudemos conseguir. Foi uma experiência cheia de emoção, ainda quando tenham existido sentimentos contraditórios, tal qual o momento em que pudemos transformar em sons e palavras os signos que líamos e ler, fluentemente, uma palavra completa. No dia da primeira comunhão, as crianças católicas se sentem o centro da festa, de uma ocasião especial e que não irá se repetir, atraindo os olhares, caminhando entre luzes, música e cheiro de vela. Ao contrário, na noite da ceia de Natal, participamos de um ritual, ou seja, cantando velhas canções, repartindo e recebendo presentes, desfilando para nos servir dos pratos que só se preparam nessa ocasião, ou esperando sentados para sermos servidos. Assim, aprendemos tanto a ser o centro de uma ocasião, como a ser parte de uma ação grupal, a nos adaptar a situações novas e diferentes, a nos relacionar com estranhos, e tivemos a vivência de conseguir coisas como ler e escrever.

Existem, além disso, experiências que são especificamente individuais e têm a ver com a história de cada um. Algumas pessoas viveram sua infância no campo, em contato próximo com a natureza. Outras aprenderam a se desenvolver, desde muito pequenas, em grandes cidades. Outras, ainda, viveram, durante um tempo, no estrangeiro, onde se falava um idioma diferente da sua língua materna. Erickson comentava que a poliomielite que sofreu o obrigou a passar meses inteiros paralisado, sem poder mover nada além dos olhos, o que para ele significou "uma oportunidade" para aprender a observar com detalhe. Todas as nossas vivências constituem oportunidades e aprendizados, recursos que estão à mão.

Podemos desenterrá-las, afrouxar os nós que as detém, evocando as marcas desses momentos com frases concretas que nos remetam a imagens e sensações, como fizemos ao recordar como aprendemos a caminhar, no capítulo 1 da terceira parte (p. 109). Vimos, então, que a mesma experiência continha muitos aprendizados diferentes. Assim, dependendo do que queremos sugerir, do processo que vamos desencadear, pode-se colocar ênfase em distintas vivências da mesma situação. Por exemplo, para facilitar o processo de individualização de uma pessoa que aprenda a viver e a se reconhecer como única e diferente das demais[1], induzimos o transe por qualquer técnica e a fazemos regressar ao instante do nascimento:

> E agora você está aí, em seu lugar, aprendendo a viver, a se conhecer e a desfrutar. ANTES você esteve muito tempo DENTRO DA MAMÃE, onde tudo era sempre igual: as mesmas sensações de textura em toda a sua pele, sempre flutuando, sempre essa mesma batida de coração... mas você nasceu, SEPAROU-SE DA MAMÃE e aprendeu a respirar POR SI SÓ. Foi difícil, muito difícil, mas VOCÊ APRENDEU a SER você mesmo, INDEPENDENTE, e agora está aí, aprendendo a

> RECONHECER até onde chega a sua pele e onde começa o exterior, O QUE É VOCÊ e o que não é você. E está aprendendo a ESTAR BEM nesse lugar, seu lugar, SEPARADO DA MAMÃE. Sente a temperatura sobre o seu rostinho e percebe como é diferente da temperatura que sente nos bracinhos cobertos pela roupa e onde está a fralda. Você aprende agora a RECONHECER as DIFERENÇAS, começa talvez a distinguir cores difusas, o exterior que, pouco a pouco, vai tomando formas conhecidas e, enquanto isso, SEU corpo e sua mente APRENDEM a FUNCIONAR de forma INDEPENDENTE, INTEGRADOS por sua respiração. Tudo funciona natural e espontaneamente bem: a bexiga se enche e se esvazia; quando tem fome mama e quando já não quer mais, fecha a boca ou seu corpo se encarrega de jogar fora o que já não quer.

Pode-se continuar com a mesma regressão, construindo a realidade de que os maus momentos passam:

> E enquanto você aprende a notar as diferenças nas texturas, nas sensações, nos sons ao redor, nas cores difusas, que você começa, talvez, a distinguir, descobre essa sensação interna desagradável, cada vez mais incômoda, essa sensação que persiste, faça o que fizer e, de repente, aí estão esses sons que começam a ser conhecidos... e essa voz... e o

> cheiro do leite... e você começa a mamar, a sentir essas sensações lindas nos lábios, essa textura tão especial, o leite na boca, seu sabor, seu cheiro e o leite vai escorregando e, pouco a pouco, VAI APAGANDO ISSO, essa sensação de incômodo e dor QUE PARECIA eterna, IMUTÁVEL e, com o leite, VAI SE DILUINDO e em seu lugar APARECE um calorzinho e essa sensação tão especial de BEM-ESTAR que JÁ é CONHECIDA.

Podemos terminar mostrando que, depois do incômodo de sentir a bexiga cheia, esta se esvazia e se relaxa e, depois de ter as fraldas molhadas e frias, mamãe vem, as troca, e voltamos a nos sentir cômodos e quentes, etc., sugerindo que os maus momentos passam e logo chega o bem-estar.

Todas as experiências nos permitem resgatar velhos aprendizados, enfatizando o que queremos sugerir em cada momento: individualidade, esperança, etc. Fazê-los surgir era uma das linhas fundamentais de Milton H. Erickson.

Outra forma de recuperar recursos é sugerir que a pessoa procure em seu passado situações onde esteve atuando como quer atuar, conseguindo o que quer conseguir e que tome essas experiências para utilizá-las no presente. A seguir, mostro a indução que fiz numa pessoa que desejava cuidar de seu corpo:

> Você está escutando o som de minha voz e pode lembrar as cores deste quarto e, a medida que começa a sentir mais claramente a temperatura do

ambiente sobre sua pele, sobre seu rosto, pode sentir seu braço apoiado na poltrona, — continuei com impressões sensoriais para aprofundar o transe, e segui —: e, à medida que você vai sentindo tudo isto, talvez comece a estar mais consciente desta experiência nova, linda, e SENTIR como SEU CORPO se relaxa recostado na poltrona que a aconchega e a protege enquanto você pode perceber E DESFRUTAR como o ar entra pelo seu nariz, enche seus pulmões e sai fazendo-a se sentir cada vez mais tranqüila. E nessa paz, provavelmente possa reconhecer as batidas do seu coração que palpita ritmicamente e, assim, estando tranqüila consigo mesma, quero lhe pedir que se dê o tempo necessário para regressar a seu passado e deixe que apareça uma lembrança que seja prazerosa e que tenha a ver com o CUIDADO e o deleite do seu corpo, uma lembrança que talvez tenha esquecido, ou talvez não, uma lembrança que para você foi PRAZEROSA e que tem a ver com o cuidado DO SEU CORPO. Regresse, passo a passo, a essa experiência, saboreie-a, lembre o lugar onde estava, sua luminosidade e sua escuridão, VOCÊ JÁ SE SEU CONTA onde você CHEGOU? Escute os sons e o silêncio, volte a sentir todas as sensações desse momento, observe como você era, observe detidamente esse corpo que você cuidava e que AGORA quer CUIDAR de uma FORMA MAIS COMPLETA e diferente. E fique aí desfrutando essa lembrança o tempo que for necessário, enquanto sua mente inconsciente ENCONTRA no seu passado, momentos e experiências que têm a ver com cuidado de seu corpo e seu deleite... pode ser que apareçam imagens ou sensações que tenham a ver com essas experiências ou não, não importa, o que importa é que estão aí, você as está revivendo, lembre ou não, e sua mente inconsciente as está UTILIZANDO PARA APRENDER com elas, para que nesse momento você cuide de seu corpo, e o DESFRUTE, de uma forma nova, diferente, mais completa, como você o quer cuidar. Essa noite você vai dormir e, enquanto dorme, ao sonhar, sua mente inconsciente continuará aprendendo com essas experiências, integrando-as, classificado-as, enquanto você dorme profundamente para ACORDAR DESCANSADA E RELAXADA na manhã seguinte e AGORA.

Parto do princípio de que exista em momentos em que tenha cuidado de seu corpo, apareçam como imagens ou não, lembre deles ou não, mas sugiro que os está utilizando para aprender a fazê-lo melhor, de uma forma nova, diferente, mais completa. Ainda que a paciente só quisesse "cuidar de seu corpo", eu acrescentei "aprender a desfrutá-lo", para afrouxar, de passagem, esse nó. É importante constatar que tudo vai bem. Se fizermos referência a uma cena, devemos nos assegurar de que a pessoa em transe está aí, antes de continuar com descrições que não correspondam ao que ela está vivendo. Isto é parte do acompanhamento do outro. Se acaso não surgirem cenas concretas, aviso que podem aparecer imagens ou sensações, ou não, mas de toda maneira ESTÃO AÍ. Esta é outra construção que fazemos.

Aqui, como sempre no transe, o que aparece é um indicador do verdadeiro desejo da pessoa. Numa oficina de Introdução à Hipnose, pedi aos alunos, como parte de suas práticas, que me fizessem uma indução para "cuidar do meu corpo". Parecia-me que, nesse momento, estava descuidada dele, por excesso de trabalho. Queria fazer mais exercício, razão pela qual teria que me levantar mais cedo e perder peso. Logo que ouvi "encontre, no seu passado, situações onde cuidou e desfrutou do seu corpo de uma forma mais completa" apareceu minha cama recém-feita e eu me deitando, cobrindo-me e aconchegando-me. Compreendi que, antes de exigir mais do meu corpo, tinha que lhe permitir descansar e, então, diminuí a carga de trabalho.

Quando fiz esta indução numa paciente com dificuldades para dedicar tempo a se organizar, uma das cenas que apareceram foi a seguinte: ela se encontrava num curral da fazenda onde nasceu, depilando as pernas com cera. Ao terminar, e enquanto colocava creme e talco, uns cachorrinhos, que brincavam por ali, se aproximaram e começaram a cheirar a cera, que ficou colada em seus focinhos e morreram asfixiados. Para ela, embelezar seu corpo se relacionava, de forma inconsciente, com machucar e matar. Que o fato tenha acontecido ou não e se ela teve culpa na morte dos cachorrinhos, não importa. O que importa é que era uma realidade que havia construído e que, até esse momento, a impedia de se dedicar a embelezar seu corpo como desejava.

Sempre que recuperamos recursos de nosso passado, estamos afrouxando e desatando nós para que fluam rumo ao presente, no entanto, algumas vezes, encontramos logo abaixo outros nós ainda mais apertados, como é o caso desta cena, e é preciso desatá-los.

Fazendo caminhos ao andar, refazendo caminhos que podemos voltar a caminhar

Anteriormente falamos que a realidade interna gravada no cérebro direito é a que determina uma grande parte de nossas condutas e como sentimos. Vimos que essa realidade se constrói ao longo de nossa vida, através dos registros das sensações que percebemos ao interagir com a realidade exterior que não conhecemos. Tais registros são marcas mnemônicas das quais falava Freud. Se as modificamos, gravamos de uma forma diferente, mudamos o que sentimos e como atuamos. E é muito fácil fazê-lo em estado de transe. Assim, os velhos problemas se transformam em caminhos agradáveis, que podemos voltar a percorrer quantas vezes quisermos porque estão cheios de recursos que, a partir desse momento, temos à mão.

Reconstrução de situações desagradáveis

Quando, dentro de um transe, aparece uma cena desprazerosa, pode-se reconstruí-la modificando o cenário onde ela acontece, o argumento ou os personagens ou, inclusive, introduzindo novos.

Antes, costumava sugerir ao paciente: "Mude nessa situação o que for necessário para que você se sinta bem aí; pode transformar os personagens, eliminar alguns, introduzir outros, mudar o cenário ou o que está acontecendo nesse lugar; você pode, se assim desejar, entrar e fazer o necessário para que esse menino, que é você mesmo, se sinta bem aí". No entanto, atualmente, considero que tirar a vontade pela metade e deixar que a modificação da cena surja do inconsciente, abre mais e melhores possibilidades. Além disso, se se pede a uma pessoa em transe que "mude essa situação", deixa-se a porta aberta para que responda "não posso". De maneira que, assim que aparece a cena desprazerosa, digo ao paciente:

> Agora, sinta a sua respiração com todo cuidado – e a descrevo – e observe como sua respiração muda aí, justamente o que tem que mudar para que, nessa cena, você se sinta bem como precisa se sentir... a respiração é muito poderosa, a cada instante opera

> mudanças invisíveis e fundamentais em milhões de células, sempre mudando em cada uma o que é necessário mudar para que você esteja bem, jogando fora o dióxido de carbono que, se ficasse dentro lhe faria mal, e integrando o oxigênio que cada uma de suas células necessita para viver. Observe como, da mesma maneira que a respiração opera no corpo, aí nessa cena, integra o que é necessário integrar e joga fora o que, se ficasse aí dentro, lhe faria mal e você faz isto a cada respiração. VOCÊ JÁ SE DEU CONTA como a respiração ESTÁ MUDANDO esta cena?

No caso dos cachorrinhos que morreram asfixiados, a situação se modificou da seguinte maneira: quando ela tirou a cera das pernas, colocou-a num saco plástico e foi jogá-la bem longe, onde os cachorros não a alcançassem, antes de continuar cuidando de suas pernas. Esta cena, reconstituída assim, tornou-se caminho de terra, bem assentado, firme, onde é possível e útil caminhar novamente.

Reconstrução da história

Pode-se fazer seguindo vários caminhos, por exemplo, transformando um personagem interno fundamental, uma figura parental que serve de base ao indivíduo para integrar seus valores, suas normas e a rigidez ou flexibilidade com que se apega a elas[2]. As figuras parentais interiorizadas são também a fonte de carinho da qual a pessoa se nutre para ter uma confiança básica e integrar uma auto-imagem valorizada, entre outras coisas[3].

Em algumas ocasiões, propicio ao paciente que entre numa cena de sua infância e se converta em seu próprio pai ou mãe, enquanto comento que é o papai (ou a mamãe) que esse menino (ou menina) precisava ter e que está aí lhe dando tudo o que faz falta. Milton H. Erickson propunha essa transformação, sugerindo às pessoas que estavam revivendo uma cena de sua infância: "E minha voz irá com você e estará nas vozes de seus pais e de seus professores, na voz da chuva e do vento, nas vozes de seus companheiros" [4]. Desta maneira, a voz do terapeuta, essa voz que impulsiona a crescer, substituía qualquer outra voz negativa ao longo de sua história.

Para introduzir uma pessoa numa cena como sua própria imagem parental, digo-lhe:

> Você é o papai (ou a mamãe) que esse bebê (ou esse menino) precisa ter. Você sabe exatamente o que precisa. Fique aí um momento, enquanto toda a sua história está sendo reconstruída. Enquanto você desfruta estar aí como pai desse bebê e como garotinho que tem exatamente o papai que precisava ter, deixe que sua história se reconstrua, cena por cena, através da sua respiração, durante o dia, durante a noite, continuamente e sem parar,

cada vez que o ar passe por sua boca ou por seu nariz, entrando ou saindo com cada respiração.

Numa supervisão, alguém contou que no fim de semana anterior havia participado de um grupo vivencial e que aí entendeu com clareza que a origem de todos os seus problemas era a sua relação com sua avó em sua infância, junto com sua mãe e seus dois irmãos. Comentou que a sua avó estava louca, porque sempre a odiou sem motivos, enquanto mostrava uma predileção muito especial por seu irmão. Odiava-a, agredia-a, insultava-a, culpava-a de tudo e ela, que também odiava a avó, por não poder se defender se sentia muito mal e chorava sozinha e escondida. Confessou que sua vida nunca tinha tido sentido, que só esperava quando seus filhos já não precisassem mais dela para poder morrer, e contava os anos que faltavam para que sua filha menor terminasse de estudar.

Um instante antes, havíamos conversado sobre o fato de que dentro de alguns meses eu ia ser avó. Perguntei-lhe "Já imaginou como seria você como avó?" E ela me respondeu entusiasmada: "Seria uma avó sábia que, com muita paciência, ensinaria coisas a meus netos, dedicando-lhes todo o meu tempo, sem a preocupação nem a responsabilidade de ter que educá-los, iria desfrutá-los muito". Ao lhe perguntar isto, estava lhe abrindo a porta para que reconstruísse a realidade de que valia a pena continuar vivendo depois que seus filhos terminassem de estudar.

Essa pessoa havia se oferecido como voluntária para fazer uma demonstração no grupo; assim, propus-lhe que fizéssemos um exercício. Já que queria aprender e iria estar atenta à técnica, induzi o transe através de uma dissociação:

> Sua mente consciente pode estar atenta ao conteúdo de minhas palavras... sua mente consciente pode perceber o meu tom de voz... sua mente consciente pode estar aprendendo racionalmente com a experiência e sua mente inconsciente pode, enquanto isso, levá-la PARA TRÁS, muito mais atrás NO TEMPO, até um momento muito longínquo de sua vida que agora revive de uma FORMA NOVA E DIFERENTE, um momento em que M. a bebezinha está nos braços de M. sua avó sábia.

Logo depois, comentou que sentia como sua avó a ninava ritmicamente em seus braços. Eu prossegui:

> Sinta e desfrute esse movimento, sinta seu corpinho recebido pelos braços de sua avó que, com toda a sua sabedoria, sabe exatamente o que você precisa. É uma mulher sábia e a sabedoria é conhecimento da vida cheio de CARINHO E COMPANHIA, a sabedoria é entrega e é a possibilidade de VIVER e DESFRUTAR intensamente cada momento , como se fosse o único. Sinta como essa avó, que é a avó que você precisa ter para crescer sã e feliz, lhe transmite,

através de seus braços e de seu movimento rítmico, tudo isto. VOCÊ JÁ SE DEU CONTA como você sente em seu corpinho o estar RECEBENDO sabedoria e CARINHO de sua avó?

Quando confirmou, continuei:

Através de cada movimento de seus braços, toda a sua HISTÓRIA está sendo RECONSTRUÍDA. É uma história NOVA e DIFERENTE porque agora você tem a avó que precisava ter. Toda a sua história está sendo reconstruída através de sua respiração, INTEGRANDO nela O que é BOM para você e jogando fora, com cada respiração, o que, se ficasse dentro, lhe faria mal, mudando COM CADA RESPIRAÇÃO exatamente o que é necessário mudar e, enquanto continuo falando e conto de 1 até 10, a história se reconstrói e vai avançando. E quero que observe como a bebezinha vai CRESCENDO e se transforma, primeiro em uma menina e depois numa adolescente e numa jovem e numa adulta, sempre FELIZ, porque nesta nova história que JÁ É uma REALIDADE dentro de você, tem a avó que você precisava ter para ser feliz... um... VOCÊ JÁ SE DEU CONTA como você VAI CRESCENDO? ...dois... avançando no tempo abraçada a sua avó sábia... três... crescendo sã e feliz... quatro... sempre RECEBENDO sabedoria e CARINHO da

> avó... cinco... e à medida que M pequenina vai crescendo... seis... abraçada à sua avó... sete... avó e neta se fundem numa só... oito... em M que LEVA A avó dentro... nove... VOCÊ JÁ SE DEU CONTA como sente levar A AVÓ DENTRO? – confirmou sorrindo - ... dez... como SE SENTE? – respondeu: "Como uma luz brilhante, amarela" - Sinta essa luz dentro de você, sinta como percorre seu corpo, como M, a avó sábia, é uma parte sua e SEMPRE estará CONTIGO, dando-lhe sua sabedoria cheia de carinho... e agora, guardando essa luz dentro de você e todas as sensações agradáveis que tem agora e, sobretudo, sabendo que o processo de reconstrução de sua história já se iniciou e continua por si só cada vez que o ar passa por sua boca ou por seu nariz, num sentido ou em outro... podemos terminar o exercício para comentá-lo e continuar aprendendo com esta sessão.

Ao iniciar o exercício, disse três vezes "sua mente consciente pode..." seguidas de afirmações óbvias e depois "e sua mente inconsciente pode, enquanto isso, fazê-la voltar atrás". Esta é uma forma de sugestão utilizada por J. Zeig, na qual induz o transe através de uma dissociação entre consciente e inconsciente. Com as três primeiras afirmações, produz-se no sujeito uma espécie de tendência a responder "sim", com o que também responde afirmativamente à sugestão de voltar no tempo.

Desde o primeiro momento, sugeri que a sua história fosse revivida de uma forma nova e diferente para garantir que não aparecessem cenas velhas, desagradáveis. Ela falou de sabedoria. Eu tomei essa palavra e ampliei seu significado ao dizer que "a sabedoria é conhecimento da vida cheio de carinho e companhia", que é o que precisou que a sua avó lhe desse e, assim, utilizei suas próprias palavras como veículo para reconstruir sua história, preenchendo carências através do movimento com que sua avó a ninava e ao qual ela se referiu de maneira espontânea. A regra chave desse tipo de trabalho é utilizar tudo o que paciente faça ou diga para induzir, sugerir, transformar. Costumo dizer às pessoas em transe que SINTAM e VIVAM a mudança como uma sensação física agradável.

> "Como sente em seu corpinho estar recebendo carinho da avó... como sente levar a avó dentro de você?"

Com isto, damos uma afrouxadinha no nó que separa mente e corpo e reforçamos a mudança quando o paciente descobre que a sente no corpo. Seria equivalente ao "VOCÊ JÁ SE DEU CONTA?" que afirma que o processo já se deu e só falta que o paciente perceba.

Para reconstruir o passado, pode-se tomar um sintoma como caminho que leva "ao momento chave em que este surgiu" e transformá-lo. A última frase vem entre aspas porque sabemos que todo sintoma é o resultado de muitas vivências repetidas. Ao verbalizar desta maneira, conseguimos que o inconsciente condense numa cena todas as situações, ou as represente, integradas, de forma simbólica. Se se modifica um momento no passado, mudando a história, o sintoma "fica sem origem" e, portanto, desaparece.

A porta de entrada pode ser qualquer sintoma: um problema psicossomático, uma idéia obsessiva, um sonho repetitivo, um afeto. Começo o transe a partir deste: seja sentindo-o no corpo, se se tratar de um afeto ou, se é a idéia obsessiva, repetindo-a, com diferentes vozes, olhando-a escrita de diversas formas e cores e, no caso do sonho, entrando nele e revivendo-o. Uma vez aí, prossigo:

> E agora, vamos utilizar "X" - e descrevo todas as sensações e imagens em que o sintoma se decompõe - como caminho para chegar até esse lugar, esse momento chave onde se originou, para TRANSFORMÁ-LO. Vou contar de 10 a 1 e, a cada número, vamos voltar mais e mais no tempo, mais atrás em suas lembranças... em 10, estamos aqui na poltrona, em 1 estamos neste lugar e nesse momento que vamos transformar... podemos começar? - quando confirma, prossigo, utilizando dois diferentes tons de voz: um para os números e outro para as sugestões entre eles: dez...vamos PARA TRÁS no tempo... pode ser que no caminho apareçam imagens ou lembranças, talvez não... se aparecerem, simplesmente deixe-os passar... nove... voltamos atrás em suas lembranças, deixando

> passar dias, semanas, meses, talvez anos... oito... muito mais atrás, sempre através de "X"... se quiser se deter em algum lugar, deixe-me saber... sete... vamos até esse momento chave onde "X" se originou... seis... para mudá-lo, para TRANSFORMÁ-LO... cinco... e que, assim, "X" DESAPAREÇA... quatro... MAIS E MAIS ATRÁS... todo o atrás que seja necessário... três... através de "X"... dois... percorremos o último trecho e... um: CHEGAMOS. JÁ ESTAMOS AÍ. Repare bem VOCÊ JÁ SE DEU CONTA ONDE CHEGAMOS?

A contagem de 10 a 1 promove a regressão. Pronuncio os números em um tom de voz e as sugestões em outro. Os números são registrados pelo cérebro esquerdo, que é o que sabe contar, o que o mantém ocupado e distraído; e o caminho fica livre para que as sugestões se dirijam ao cérebro direito. Falo no plural: "Vamos para trás", "percorremos o último trecho", "chegamos", como uma maneira de acompanhar a pessoa em transe e tranqüilizá-la através das lembranças e vivências difíceis que possam surgir. Desde antes de chegar a "esse momento chave", sugiro que é para transformá-lo e, assim, ficam estabelecidos a direção do processo e seu êxito. Construo, terminantemente, a realidade de que chegamos AÍ, onde tínhamos que chegar e, por isso, pergunto entremesclando: "VOCÊ JÁ SE DEU CONTA DE ONDE CHEGAMOS?" E, responda o que responder, insisto em que já estamos aí e a única coisa que falta é que perceba. Algumas pessoas respondem imediatamente que se encontram em uma determinada situação de sua infância. Se assim for, peço-lhes que a observem, percebam o que está acontecendo e como se sentem aí, para, depois, começar a reconstruí-la, assim como fizemos com o episódio da cera e dos cachorrinhos. Se alguém responde que chegou a uma vivência da adolescência, geralmente, faço com que essa pessoa entre na situação e, desse ponto, continuo a regressão, contando agora de 5 a 1, para chegar a um momento mais do passado. A adolescência é uma época da vida em que se revivem e se reutilizam velhos conflitos, porque, nessa etapa, o rapaz precisa integrar sua identidade e, ao tentar fazê-lo, surgem os problemas pendentes, muitas vezes para resolvê-los, outras não[5]. Por esse motivo, considero que o que aparece aí tem uma origem anterior.

Se, ao longo da regressão, a pessoa se angustia, se entristece ou tem medo, detenho-me, pergunto-lhe o que está acontecendo e sugiro que, enquanto ela permanece aí, a mudança continua para trás, até o momento chave em que o sintoma surgiu. Posso dizer, por exemplo:

> Enquanto você e eu ficamos um instante nesse lugar, transformando essa cena através de sua respiração, sua mente inconsciente CONTINUA seu percurso de volta no tempo, PARA TRÁS em suas lembranças, para mudar, desde suas origens, tudo o que é necessário MUDAR para que "X"

DESAPAREÇA. - E continuo, então, reconstruindo a cena em que ela ficou.

Não é necessário forçar o paciente a se deparar com sentimentos dolorosos ou negativos, como se pretenderia fazer com outras técnicas. Nosso objetivo é desencadear processos, reconstruir a realidade interna de forma direta ou indireta, sem necessidade de muito sofrimento. Outro princípio que considero fundamental é avançar sempre por onde seja mais fácil fluir, seguir caminhos com coração, que são aqueles em que o caminhante se sente unido ao caminho e o desfruta ou, ao menos, sofre com ele o menos possível. Estamos trabalhando com o inconsciente e este funciona através do princípio do prazer.

É importante repetir que, uma vez que fizemos uma regressão, constatarmos que chegamos a um momento chave e, uma vez aí, aconteça o que acontecer, temos que transformá-lo. Não podemos nos conformar em explorar ou conhecer a origem de uma dificuldade; é preciso reconstruí-la a todo custo, gravar uma nova marca mnêmica que se recoloque na anterior, de modo que o sintoma desapareça. Reviver em transe uma problemática sem mudá-la, poderia ser equivalente a remarcar e aprofundar essa marca e, portanto, reforçar o problema. Se trabalharmos dessa forma e, aparentemente, não houver mudanças, sempre podemos sugerir, antes de terminar, que A MUDANÇA JÁ SE DEU, ainda que o paciente não tenha percebido e que "continuará durante os sonhos e com cada respiração durante o dia, durante a noite, durante o tempo que for necessário".

Algumas pessoas comentam que não chegaram a nenhuma parte. Nestes casos, é importante insistir: "Repare bem onde chegamos", "repare o que está acontecendo aí, talvez o note através de alguma coisa que em qualquer instante você COMEÇA A PERCEBER, talvez uma cor ou algum contorno difuso que VAI-SE ACLARANDO, talvez um som. Repare como se sente nesse lugar". Se insistirmos, acabará por dizer que vê alguma cor ou forma, ou no mínimo, que vê tudo negro. Podemos sugerir, então, que tudo o que vê é precisamente a representação simbólica desse momento chave que queremos transformar e lhe pedir que observe como se transforma através de sua respiração. Se insistir em que "não há nada", digo-lhe que "é porque sua mente inconsciente, que sempre a protege para que não sofra, oculta-lhe essa situação que ESTAMOS MUDANDO e que está aí, ainda que não a veja... o negro (ou o nada) é como uma cortina que cobre o que estamos transformando... sinta sua respiração com todo o cuidado e deixe que aconteça aí o que for necessário, de modo que o sintoma desapareça".

Em qualquer desses casos (se apareceu uma cena, um símbolo, o negro ou o "nada"), peço-lhe: "que observe com todos os seus sentidos" como está mudando e que descubra em seu corpo uma sensação física agradável que é o sinal de que o processo já se iniciou e continua. Se usarmos como método de indução perceber no corpo um sentimento ou um sintoma, pergunto para cada uma das sensações que foi descrita: "VOCÊ JÁ SE SEU CONTA do que você sente AGORA onde ANTES sentia 'X'?". Logo que responda às minhas perguntas, assinalando sensações agradáveis que já substituíram as desagradáveis que havia antes, ou descubra a sensação prazerosa que é o sinal de que a mudança se deu, retornamos ao presente, contando de 1 até 10, através da sensação física agradável, ao mesmo tempo em que sugiro a reconstrução de sua história:

> E agora, que JÁ MUDOU aquilo que era necessário mudar, toda SUA HISTÓRIA está se reconstruindo, SE RECONSTRÓI com cada respiração, cada vez que o ar passa através de seu nariz, entrando ou saindo e, com cada passo que damos para regressar ao momento presente enquanto conto de 1 até 10. Essa(s) sensação(ões) linda(s) que você está sentindo é(são) o caminho que nos faz regressar ao momento atual, reconstruindo sua história... um... avançando no tempo... esse(a) menino(a) vai crescendo... dois... passam os dias, semanas, meses e anos... três... e em cada hora, cada dia sua história vai se RECONSTRUINDO... quatro... é uma HISTÓRIA NOVA e diferente... cinco... regressando através dessa sensação linda que é o sinal da mudança...seis... avançando mais e mais... sete... até o momento atual, sentido-se como quer se sentir porque já mudou o que era necessário mudar...oito... mais e mais adiante no tempo... e esse menino que já cresceu ou continua crescendo, em algum momento se integra com você... nove...

> já se integrou? — quando confirma — percorremos o último trecho e CHEGAMOS... dez... JÁ ESTAMOS AQUI... guardando todas essas sensações lindas que tem agora, pode ir abrindo os olhos, movendo um pouco as mãos, espreguiçando-se ou simplesmente mudando o ritmo de sua respiração.

Gostaria de frisar que, uma vez que se chega ao "momento chave, à origem de um sintoma", é preciso mudá-lo, lançando mão do que for necessário, ou pelo menos iniciar a transformação e sugerir que esta continue.

Estava por terminar um processo terapêutico com uma mulher que tinha estado comigo, por um período curto, para resolver problemas concretos de sua vida atual, quando me falou de um sonho repetitivo que a incomodava.

Desde a primeira sessão, advertiu-me que não queria tocar em situações velhas que lhe eram dolorosas, e assim o fizemos. Alguma vez, disse-me, como algo curioso, que quando fazia amor, de repente, lhe passavam idéias pela cabeça, por exemplo, pensava na lista do supermercado. No entanto, nunca expressou seu desejo de que trabalhássemos sobre esse ponto que, de acordo com ela, lhe causava estranheza, mas não a incomodava tanto. Quando me falou do sonho e me pediu que o explorássemos, adverti que, por trás dele, podiam aparecer coisas que talvez ela não desejasse lembrar. Insistiu e fizemos uma regressão.

No sonho, ela via a si mesma nua, deitada, com terra empoeirada sobre seu corpo, e sentia uma sensação desagradável. A partir daí, chegamos a uma época de sua vida, em torno dos 10 anos, onde sofria uma doença que a impedia de caminhar. Em sua casa, vivia um tio adolescente, irmão da mãe, que era o encarregado de levá-la de um lado para o outro. Este tio lhe fazia carícias sexuais que a assustavam muito. Ele a ameaçava de que, se o denunciasse, sua mãe ia lhe bater e, inclusive, talvez, a pusesse para fora de casa, porque "isso era muito feio" e a mamãe nunca colocaria a culpa nele, que era seu irmão e mais velho que ela. Propus que reconstruísse essa cena, entrando ela como adulto para consertar a situação, ou que deixasse que sua respiração se encarregasse. Não conseguiu fazê-lo, estava aterrorizada e paralisada. Então, disse-lhe: "Você sabe que eu atendo crianças, quer trazer essa menina para uma terapia comigo?" Respondeu que sim. No transe, ela, como adulta, levou a menina ao meu consultório e bateu na porta. Quando fui recebê-las, a menina tinha um olhar baixo, não queria falar comigo. Mostrei-lhe, como faço sempre com as crianças, que havia brinquedos, papel e tinta e lhe disse que, durante a hora que ia estar ali, podia fazer qualquer coisa. Passou a primeira sessão num canto, sem falar, atrevendo-se apenas a levantar o olhar. Dentro do mesmo transe, passamos à segunda consulta. A menina chegou um pouco mais à vontade e alegre e lhe perguntei se queria que lhe contasse uma história. Respondeu que sim, e eu lhe apliquei a seguinte metáfora tomada de uma historinha criada por Joyce Mills e

Richard Crowley para trabalhar com crianças que haviam sido vítimas de abuso sexual.

> Era uma vez um jardim cheio de plantas que eram cuidadas por diferentes jardineiros. Uns eram cuidadosos com elas, porém outros não sabiam como tratá-las e as machucavam, enfiando as foices em suas raízes quando se aproximavam para afofar a terra. Um dia, passaram os inspetores para conferir o jardim e quando perceberam o que estava acontecendo, tiraram com muito cuidado as plantas machucadas e as levaram para uma estufa, um lugar especial para curá-las. Os maus jardineiros foram mandados a uma escola onde puderam aprender como deviam tratar as plantas. Na estufa, limparam as FERIDAS das raízes e colocaram as plantas numa cama de terra cheia de vitaminas e de alimento bom e com muita água fresca para que sarassem logo e crescessem fortes e lindas. Através dos vidros entravam os raios de sol que CURAVAM suas feridas e as faziam se SENTIR MUITO, muito BEM.
>
> Quando as plantas já ESTAVAM CURADAS e sãs, e haviam crescido FORTES e lindas, CHEIAS DE FLORES E prontas para dar FRUTOS, foram levadas novamente ao jardim grande, junto com as demais.

Terminei de contar a história, despedi-me da menina que estava tranqüila e pedi a minha paciente que saísse do transe. Abriu os olhos sorrindo e disse que, desde a época em que sua vovó lhe contava histórias, não lembrava de uma tão linda. O processo terapêutico terminou como estava previsto. Certo tempo depois, pediu-me mais algumas sessões para trabalhar outro problema; sentia-se contente e bem. Alguém perguntará porque não investiguei o que havia acontecido com sua sexualidade. Eu tenho certeza que ela melhorou e que, ao fazer essa reconstrução, mudaram muitas coisas relacionadas com essa velha situação. Não investiguei, porque ela preferia não se referir a esse tema e eu respeitei sua atitude e sua posição. Este último me parece fundamental. Trata-se de acompanhar o paciente por onde ele queira ir e não arrastá-lo por onde deseje a curiosidade do terapeuta. Com esse exemplo, quero mostrar que, aconteça o que acontecer, uma vez que se chegou à origem simbólica de um sintoma, é preciso reconstruí-lo.

Reconstrução de sonhos

Segundo Freud, os sonhos são mecanismos através dos quais nosso inconsciente procura satisfazer desejos que tenham sido frustrados[6]. Eu proponho que também os utilizem para resolver situações que estiveram carregadas de afetos "negativos", revivendo-as até "desgastar" o afeto que contém ou seguindo a metáfora do vômito e da diarréia, até jogá-lo fora para que não faça mal.

Quando se consegue isso, os sonhos são tranqüilos e prazerosos, quando não, são inquietos ou temos pesadelos.

Parece-me que os sonhos repetitivos são também tentativas falidas de satisfazer desejos ou de liberar sentimentos ligados a situações difíceis, como se viu no caso anterior.

Considero que, se não chegam a ser pesadelos, é porque ou seus conteúdos estão muito disfarçados através de símbolos e/ou porque se encontram num certo equilíbrio nesse momento e, talvez, durante anos. Seja como for, são nós que dificultam o fluir dos recursos. Esses sonhos se apresentam como portas abertas para entrar no inconsciente por caminhos inexplorados que nos levam a lugares fundamentais que, de outro modo, seriam praticamente inacessíveis.

Quase sempre os desejos e as dificuldades se expressam nos sonhos de forma simbólica, ainda que, às vezes, se mostrem diretamente. Isso acontece, com freqüência em crianças que ficaram com vontade de tomar o sorvete que a mamãe não lhes comprou, sonham que saboreiam um sorvete gigantesco. É o caso também das situações traumáticas que reaparecem de forma contínua. No início, são vividos com muita dor, porém, pouco a pouco, a carga de sentimento vai diminuindo até chegar a desaparecer e, então, deixamos de sonhá-las. Mais adiante, em **Fazendo caminhos que ficam para trás**, veremos como acelerar esse processo. Em outras ocasiões, por exemplo, no caso de um assalto, podemos sonhar que estamos nos defendendo dos assaltantes e até agredindo-os por vingança do que nos fizeram. Estamos reconstruindo nossa realidade interna de modo espontâneo. Quando, através dos sonhos, não conseguimos essa reconstrução, nem liberar afetos, formam-se nós. Com freqüência, encontramos, por trás do sonho, nós que foram se acumulando sobre nós ao longo da vida, que tendem a surgir nos sonhos para se desamarrar. Porém, como continuam apertados, provocam angústia. O não conseguir dormir é uma medida de proteção para evitar sentir essa angústia e, assim, se estabelece um círculo vicioso: ao não se desfazer, os nós continuam aparecendo nos sonhos, com angústia e, para evitar isso, o sonho se mantém. Alguns medicamentos para dormir entorpecem a atividade onírica e, então, a pessoa que os toma dorme, mas como quase não sonha, nem descansa, nem desata seus nós.

Freqüentemente, explico a meus pacientes com insônia que temos diferentes fases dentro do sono e que se tem visto, através de experiências com animais que, se estes são impedidos de viver a fase de sonhar, sendo acordados cada vez que vão entrar nela, não descansam e, inclusive, chegam a enlouquecer. Também explico que o sono é um processo natural que tem que se dar espontaneamente e que, portanto, não serve tentar dormir "à força", dando voltas na cama, de um lado para o outro. Comento que o importante é que descansem e isso se consegue sonhando, façam-no acordados ou dormindo. A seguir, ensino a eles a entrar numa cena prazerosa, onde eles se sintam como querem se sentir, vivendo como querem viver, (ver p. 139) construindo-a com todos os detalhes e, enquanto está em transe, faça as seguintes sugestões pós-hipnóticas:

> Basta fechar os olhos e sentir sua respiração com todo detalhe, como faz agora, para que APAREÇAM CENAS LINDAS onde você está SE SENTINDO COMO QUER se sentir, que reviverá com todos os detalhes... pode ser que apareça uma só cena ou várias, uma após outra ou, inclusive, simultaneamente, sobrepostas, pode ser que você as veja como flashes ou como um filme ou pode ser que, inclusive, apareçam representadas através de cores, ou que simplesmente manifestem sua presença através de sensações agradáveis que o fazem se sentir como quer se SENTIR... seja como for ESTÁ BEM... e se acaso aparecerem situações incômodas ou desagradáveis, lembre que tudo o que surge é para SAIR, para ir embora PARA SEMPRE... é como quando comemos algo que nos faz mal e nosso corpo O JOGA FORA através do vômito ou da diarréia... se algo DESAGRADÁVEL aparece, simplesmente DEIXE-O IR, observe como SUA RESPIRAÇÃO se encarrega de JOGÁ-LO FORA e faz com que natural e ESPONTÂNEAMENTE reapareçam, VOLTEM às CENAS LINDAS ONDE você está SE SENTINDO COMO QUER se SENTIR... e

tudo isto acontece sem fazer esforço, NATURAL e ESPONTANEAMENTE.

Desta forma, facilito que possam repetir o transe sozinhos e garanto que saiam dele bem. É importante incluir a eventualidade de que apareçam cenas desprazerosas, porque partimos do princípio de que a insônia pode ser devido à tentativa de evitar que surjam no sono lembranças ou vivências dolorosas ou angustiantes.

Proponho-lhes que repitam esse exercício todas as noites, ao se deitar, e que não se preocupem em dormir, porque o mais importante para que seu corpo realmente descanse é que sonhem, ainda que seja acordados, e lhes garanto que, se passassem toda a noite assim, estariam mais descansados que se houvessem dormido. Comento que, se acordam à meia-noite ou muito cedo pela manhã, como acontece freqüentemente com as pessoas com insônia, não tentem dormir. Que se levantem, lavem o rosto e se refresquem, caminhem por um instante ou façam qualquer outra coisa antes de voltar a se enfiar na cama, não para dormir, mas para sonhar e descansar. Se, a partir de um sonho, PERMANECEM ADORMECIDOS ou não, não importa; o que importa - sublinho - é que DESCANSEM.

Assim, interrompe-se o círculo vicioso que consiste em que, quanto mais tentam dormir, menos conseguem fazê-lo e, paradoxalmente, quando desistem de consegui-lo, porque dedicam toda a sua atenção em sonhar acordados, adormecem. Pouco a pouco, vamos substituindo por "Ensaios", os medicamentos que tomavam para dormir.

O principal efeito desse trabalho é indireto. Se uma pessoa está continuamente ensaiando em sua imaginação, construindo a realidade de que "está como quer estar, sentindo-se como quer se sentir", tem que mudar internamente o que é necessário mudar para que isto se dê, ou seja, está liberando sentimentos de forma simbólica, satisfazendo desejos que haviam ficado pendentes, reconstruindo realidades internas. Mas se, além disso, faz esse ensaio exatamente no momento antes de dormir, o processo que se iniciou sonhando acordado, provavelmente continua enquanto sonha dormindo e assim vão se desfazendo os nós encobertos que produziam a insônia[7].

Podemos também trabalhar com sonhos de forma direta, e pedir à pessoa em transe que lembre um pesadelo e entre nele para vivê-lo de uma forma diferente, onde tudo termina bem. Da mesma maneira que, quando reconstruímos uma cena desprazerosa, sugerimos que observe como sua respiração muda nesse sono o que é necessário mudar. No cérebro direito, que condensa, o pesadelo não é a representação simbólica do problema, mas é sim o próprio problema que representa. Ao transformá-lo e fazer com que termine bem, desfazemos o nó que estava aí, entendamos ou não o sentido do sonho. Em alguns casos, o argumento ou as imagens que aparecem são angustiantes ou atemorizantes. Em outros, o paciente descreve o sonho e diz que acordou assustado ou angustiado. A simples presença desses afetos indica que é importante reconstrui-lo.

Como vimos no capítulo anterior (p.159), podemos também sugerir que a mudança vai se dar ou continuar nessa noite ou nas noites seguintes, utilizando os mecanismos com os quais se integram os sonhos. E a mudança se dá. Algumas vezes, podemos perceber claramente como foi, se a pessoa lembra do que sonhou.

Trabalhei com uma pessoa que não podia manifestar a agressão contra o seu marido, seus pais, o chefe e, em geral, todas as figuras de autoridade ao longo de sua história. Dizia que gostaria de poder atuar como o seu filhinho de cinco anos que expressava livremente o que não lhe agradava e se defendia se o agrediam. Num primeiro momento, propus-lhe que praticasse expressar sua agressão na fantasia, mas não quis nem tentá-lo, então, disse-lhe:

> Está bem, cada um tem caminhos próprios e surpreendentes para MUDAR o que é necessário mudar, esta noite, enquanto dorme TRANQÜILAMENTE, vai SONHAR e sua mente inconsciente pode utilizar os mecanismos com que constrói os sonhos para que você APRENDA BRINCANDO, de uma forma relaxada, com tranqüilidade, enquanto DORME PROFUNDAMENTE e DESCANSA, a EXPRESSAR SUA AGRESSÃO de uma forma ADEQUADA, protegida, para SE DEFENDER e para ESTAR BEM.

Na semana seguinte, chegou me contando, muito alegre, que havia tido dois sonhos que lhe chamaram a atenção. No primeiro, estava procurando nas páginas amarelas do catálogo telefônico, uma funerária para seu chefe. E, dentro do sonho, dizia a si mesma "mas ele não morreu" e continuava procurando. Depois, procurava, entre os anúncios grandes da seção "Infernos", os diferentes tipos de tormento que cada um oferecia. No segundo sonho, via-se parada em frente a uma igreja colonial. Dos dois lados da porta, havia duas colunas, do lado direito via seu filho menor como um anjinho e o lado esquerdo estava vazio. Enquanto observava, a igreja começou a tossir, cada vez mais e mais. De repente, viu os velhos santos empoeirados saírem expulsos pelas janelas, com cara de espanto, e agarrando as túnicas para não tropeçar. Quando a igreja parou de tossir e tudo acabou, apareceu do lado da porta, antes vazio, sua imagem com uma túnica.

Comentou também que, durante a semana, em várias ocasiões, discutiu com seu marido e, apesar dele querer lhe impor suas idéias, defendeu seu ponto de vista, inclusive, levantando o tom de voz. Depois, saía do lugar da discussão para "se esconder" por um instante em outro lugar, e aí se assombrava com seu comportamento, ria das reações e caras de espanto de seu marido e morria de curiosidade de ver o que acontecia depois.

Quando se reconstruiu a realidade, as cenas que antes eram desprazerosas, a velha história que agora é nova e esses sonhos que nos ajudaram a crescer, tornam-se caminhos firmes, batidos, que já não levantam poeira, cheios de recursos e aprendizados que podemos tornar a percorrer, crescendo com cada passo e aprendendo com eles. Por exemplo, M pode criar e recriar novas cenas com sua avó sábia e se sentir sempre acompanhada por ela, porque a leva dentro de si. A menina que foi à terapia, voltar aí quantas vezes queira para resolver outros problemas ou falar de suas preocupações, e a paciente que aprendeu a expressar a agressão nos sonhos, continuar praticando novos estilos através desses sonhos ou de variações sobre o mesmo tema dos anteriores. Por isso, dizemos que são caminhos que se fazem ao andar e que podemos voltar a caminhar.

Fazendo caminhos ao andar... caminhos que ficam para trás... que não se voltará a pisar.

Quando vivemos uma situação traumática, a forma chocante como ela se dá, dificulta a eliminação adequada dos afetos que a acompanham, e estes tendem a reaparecer. De forma similar, quando não expressamos a agressão e esta se transforma em ressentimento, reaparece de forma encoberta, minando, pouco a pouco, nossas relações com os outros e machucando o corpo cada vez mais e mais. Em ambos os casos, é como se caminhássemos em círculos revivendo marcas velhas, sem poder tirar o olhar delas, nem ver adiante, nem ao redor. Necessitamos romper esse círculo, construindo a realidade de que os sintomas, os problemas, os maus momentos, ficaram no passado, enquanto que a mudança, os recursos, o bem-estar, estão no presente.

No capítulo 3, mostrei como utilizar as palavras ANTES e AGORA com a técnica do Ensaio. Se alguém quer parar de fumar, digo-lhe:

> Deixe que apareça um desses momentos em que ANTES você fumava e onde AGORA está SEM FUMAR... e repare como SE SENTE BEM e olhe, que estranho! mas tudo isso que ANTES o levava a fumar, AGORA o faz SENTIR BEM e satisfeito porque você JÁ DEIXOU DE FUMAR e, isso mesmo O MANTÉM SEM FUMAR, sentindo-se BEM, cada vez MELHOR e mais SATISFEITO.

E assim é com qualquer problema. Se uma pessoa deseja falar em público com segurança, sem que suas mãos transpirem, nem sua voz trema, sugiro:

> E agora você está FALANDO EM PÚBLICO COMO você QUER falar, sentindo-se seguro, sem que lhe transpirem as mãos, com uma voz firme, a voz que você quer ter. E repare como nessa situação, onde ANTES lhe suavam as mãos e tremia a voz, AGORA se sente seguro. VOCÊ JÁ SE DEU CONTA como se sentem suas mãos aí, AGORA, onde ANTES lhe SUAVAM? VOCÊ JÁ SE DEU CONTA como soa a sua voz AGORA, essa voz que ANTES TREMIA? E REPARE bem

> como todos esses pequenos detalhes, que talvez nem sequer eram conscientes, mas que ANTES faziam TREMER sua voz, suar suas mãos, AGORA fazem-no SE SENTIR SEGURO ao falar em público, como você quer se sentir.

Nos exemplos, desde a primeira frase, estabeleci que a mudança já se deu, e assim assegurei que não aparecesse uma cena repetindo o problema: fumando, ou incomodado porque deixou de fumar, ou se sentindo mal ao falar em público. Em ambos os casos, o que ANTES eram dificuldades ou estímulos para fazer surgir o problema (ainda que nem nós, nem o paciente saibamos com exatidão quais eram), AGORA são "facilidades" ou estímulos para manter a mudança. Trata-se novamente do Princípio da Utilização de tudo o que apareça para alcançar nossa meta.

Temos técnicas para superar situações traumáticas; um estupro, um acidente ou uma catástrofe natural como o terremoto de 1985 na Cidade do México. Estas situações tendem a aparecer nos sonhos para serem elaboradas. No entanto, às vezes, estão tão carregadas de afetos negativos, que nos inundam e não podemos superá-las por este caminho. Então, sofremos pesadelos ou insônias que, como já vimos, são uma defesa para não sonhar e durante o dia chegam à mente cenas que nos angustiam ou vivemos num estado de tensão permanente que nos deixam de mau humor, ou nos fazem chorar por qualquer coisa. Parece como se não pudéssemos tirar os olhos das marcas desse movimento e voltássemos a caminhar sobre elas, sem poder ir em outra direção.

Sempre que trabalharmos com essas técnicas, é importante cuidar para que o sofrimento seja o mínimo possível. A respeito disto, comento com meus pacientes: "Vamos lembrar esta situação, por um instantinho, para poder APAGÁ-LA. Eu sei que é doloroso NESTE MOMENTO, mas à medida que avançamos, CADA VEZ será MAIS FÁCIL". Desde aqui, já estou sugerindo o êxito. Outras vezes, comento que "uma situação assim é como uma ferida, e em relação às feridas é necessário lavá-las e as deixar expostas para que cicatrizem bem, mas, a partir daí, não vamos enfiar o dedo nem nada mais, nem vamos arrancar-lhes a casca quando começar a cicatrizar, vamos tentar somente lavá-la para que não infeccione e FECHE RÁPIDO e BEM".

Utilizo, no estado de transe as técnicas de dessensibilização da terapia comportamental, que consistem em expor uma pessoa, de forma repetida, a um estímulo carregado de sentimento "negativo" (angústia, tristeza, medo) até que desapareça. O sentimento pode desaparecer pelo simples fato da repetição do estímulo ou porque se alterne este com outros, carregados de sentimentos "positivos", até que se apagam os "negativos".

Em qualquer das duas modalidades, sugerimos que essa vivência JÁ PASSOU, que a pessoa SOBREVIVEU e SE FORTALECEU, que foi como uma ferida que está

CICATRIZANDO e que as cicatrizes já são lembranças SEM DOR dos momentos difíceis que JÁ PASSARAM.

Na primeira modalidade, induzimos o transe por qualquer método e continuamos:

> E agora você está observando, através do vidro, esse momento doloroso que JÁ PASSOU. Daí onde você está, CONFORTAVELMENTE sentado nesta poltrona, observa tudo o que APRENDEU desse momento... você SOBREVIVEU, provou sua força e SE FORTALECEU ainda mais. JÁ PASSOU... já FICOU ATRÁS... como uma lembrança cada vez MAIS APAGADA. Repare como o vidro está se embaçando e cada vez se vê com menos clareza isso que está aí... FICA com você tudo O QUE APRENDEU dessa EXPERIÊNCIA... é uma ferida que ESTÁ CICATRIZANDO, que talvez JÁ CICATRIZOU e a cicatriz é uma lembrança, já SEM DOR, de um momento difícil que JÁ PASSOU... VOCÊ JÁ SE DEU CONTA como ESTÁ SE APAGANDO? (quando confirma, continuo) e enquanto termina de SE APAGAR POR COMPLETO repare como ESTÁ APARECENDO em seu corpo uma SENSAÇÃO AGRADÁVEL... VOCÊ JÁ SE DEU CONTA QUAL É ESSA SENSAÇÃO? é o sinal de que a ferida JÁ CICATRIZOU. Sinta-a, desfrute-a por um instante... e depois guarde-a em

> seu interior enquanto abre os olhos... durante o resto do dia e para sempre... a sensação agradável da cicatriz sempre estará aí com você, perceba ou não, e quando quiser senti-la outra vez, bastará que olhe um pouquinho para dentro de si mesmo(a), enquanto sente com todo detalhe sua respiração, para encontrá-la.

Ao colocar o paciente para observar seu problema através de um vidro, provocamos uma dissociação. Como observador, ainda que possa se comover com a cena, não a sofre diretamente. O colocar um vidro no meio implica em se manter numa posição protegida e nos permite utilizar a imagem de que está embaçando para sugerir que essa vivência se apaga. Ao lhe dizer que observe essa sensação agradável aparecendo em seu corpo, fazemos com que ela surja e a perceba. E, de novo, sugerimos que a mudança já se deu, ao conotá-la como sinal desta mudança. Acrescentamos que essa sensação agradável sempre vai acompanhá-lo, para assim compensar a presença da cicatriz. Além disso, ao fazê-lo, asseguramos que, quando a procure com a certeza de que está aí, encontre-a, porque, desta maneira, a recria. Apagamos as marcas de modo que já não se tenham mais que continuar e a pessoa fique livre para caminhar em qualquer direção.

Na segunda modalidade, faço o paciente entrar numa cena prazerosa:

> As sensações agradáveis que você tem aí são seus recursos para APAGAR as sensações desagradáveis de "X" (a situação traumática). Já percebeu quais são essas sensações? Quais são? (quando as descreve, continuo) fique aí um instante desfrutando (e repito cada uma das sensações que citou) e depois eu vou contar de um a três. Em um, você está aí, desfrutando e ENCHENDO-SE DE todas essas LEMBRANÇAS; dois, estamos em branco e três, chegamos a essa situação desagradável com todas as sensações lindas da outra para APAGÁ-LA. Ficamos aí um instante e volto a contar: três, continuamos aí; dois, vamos rumo à cena linda; um, chegamos e ficamos aí um momento enquanto você se enche outra vez de todas as sensações lindas para, com elas, CONTINUAR APAGANDO a cena desagradável. Cada vez É MAIS FÁCIL voltar aí, porque ESTÁ SE APAGANDO. Vamos? Um, estamos aqui e você está cheio dessas sensações agradáveis; dois, vamos rumo a "X", uma "X" DEBILITADA, que ESTÁ SE APAGANDO; três, chegamos a "X". VOCÊ JÁ SE DEU CONTA como cada vez é MAIS FÁCIL? APAGUE-A um pouquinho mais e tornamos a enchê-la de forças e recursos, pronto? três, estamos em "X", APAGANDO-A...

Continuamos até que "X" ou o sentimento que se vive em "X" fiquem apagados. A primeira vez que fazemos a pessoa entrar na situação traumática, deixamo-la apenas uns segundos e, logo depois, retornamos à cena dos recursos. Sugerimos, continuamente, que é cada vez mais fácil porque "X" está se apagando, e assim ocorre. À medida que notamos, pela expressão do rosto e do corpo, que o paciente está menos angustiado enquanto permanece na cena desagradável, podemos ir alongando o tempo e concluir o exercício quando já puder enfrentá-la ou revivê-la com tranqüilidade. Nesse momento, essa parte do caminho ficou superada, as marcas se apagaram, ele levantou o olhar do chão para se dirigir em outras direções. O velho caminho sem saída deixa de ter influência sobre o presente. Pode-se olhá-lo sem dor, quando se volta o olhar para trás, com a tranqüilidade de que já passou.

No capítulo 1 desta parte, falamos de como nos é ensinado, em nossa sociedade, que há sentimentos "bons" e sentimentos "maus" e os últimos são reprimidos. Entre os "mais maus" se encontra a agressão e o não expressá-la tem muitas conseqüências. A depressão é a agressão que, quando não se dirige sobre o objeto a que corresponde, se volta contra nós mesmos[8]. Os psicoterapeutas sabem que um dos caminhos para sair dela é se irar. Por trás da grande maioria dos sintomas e doenças psicossomáticas, a úlcera ou a colite nervosa, por exemplo, está a impossibilidade de expressar a agressão para fora, que se dirige então ao corpo. Entre as doenças auto-imunes, há algumas em que as células que têm a função de defender o corpo de elementos estranhos, começam a atacá-lo. Na Espondilite Anquilosante, tais células destroem as cartilagens sãs. Alguns linfomas (tumores cancerígenos) são formados por células que originalmente eram defensivas. Em outras doenças, o sistema imunológico não ataca esses elementos estranhos que invadem o corpo e lhe fazem mal. Trata-se de um manejo errado em nível corporal que, tal qual nas relações com os demais, consiste em não expressar a agressão ou voltá-la contra si mesmo.

A repressão desse sentimento tem mais conseqüências. Os terapeutas familiares encontram, freqüentemente, casais que querem resolver suas dificuldades, mas estão cheios de ressentimentos que os impedem de fazê-lo.

Pode ser que racionalmente o marido aceite o fato de que sua mulher não fosse virgem quando a conheceu, mas cada vez que bebe um pouco mais, ou que existe qualquer tipo de problema, cobra isso dela. A esposa que "já perdoou" a infidelidade do esposo, cobra-lhe o perdão na cama ao fazê-lo sentir que não a satisfaz. É comum que a falta de orgasmo da mulher sirva para agredir, de forma velada, seu parceiro por, quem sabe, quantas pendências atrasadas.

Para desatar esse nó, começo por explicar a meus pacientes o mal que faz ao seu corpo não expressar sua raiva, seu mau humor, sua antipatia. Digo-lhes que é como deixar, em seu interior, a energia que intoxica e adoece e que, se eles se reprimem a fim de não machucar os outros, paradoxalmente, os machucam mais, porque a agressão reprimida sai de maneira indireta e isso fere mais. No caso dos casais com ressentimentos, é muito fácil lhes mostrar que suas tentativas falidas de arrumar as coisas têm a ver com isto. Então lhes proponho que aprendam a tirar sua raiva, sem machucar ninguém. E a cada um, separadamente, peço que feche os olhos e se imagine ele mesmo usando sua raiva contra a pessoa pela qual tem ressentimentos. Comento que vale tudo na fantasia: pode gritar com ela, dizer-lhe coisas horríveis, machucá-la e, inclusive, matá-la e ressuscitá-la e voltar a matá-la. Tudo vale na fantasia porque, na realidade, não acontece nada, inclusive ninguém tem que saber o que imaginam. Garanto-lhes que isso fará bem para a outra pessoa, porque não receberá agressões indiretas e porque vai melhorar a relação entre eles. Repito-lhes que se trata de jogar fora isso que, se ficasse dentro, lhes faria mal e os incentivo a permanecerem expressando sua raiva, até que já não fique nada mais. Também lhes peço que agradeçam à outra pessoa as coisas que têm que agradecer[9].

Uma vez que a pessoa reclamou e agradeceu, ela fica livre para olhar adiante ou em volta e escolher por onde ir, experimentando e ensaiando novos e diferentes caminhos. Afrouxa-se assim o terceiro nó.

Desenhando rastros no mar... O trabalho com símbolos

Os rastros no mar podem ser desenhados ou ser redesenhados quantas vezes for necessário, isto corresponde à dinâmica do inconsciente, sempre fluindo, sempre transformando-se.

Os símbolos são a linguagem do cérebro direito. Expressam os sintomas, assim como os recursos e os processos que se dão no inconsciente. Mas no cérebro esquerdo, que é analítico e, portanto, distingue e separa, o mapa não é o território; no cérebro direito que integra, totaliza, condensa, o mapa É o território; o símbolo É o que representa e, portanto, se o modificamos, transformamos o sintoma; quando criamos um novo símbolo, geramos um novo processo. É preciso serem muito cuidadosos na terapia para criar símbolos que derivem em processos orientados para a saúde, a integração e o bem-estar[10]. Já que o inconsciente se integra com energia livre, basta dar um empurrãozinho para que cada processo siga o seu caminho: seja desamarrando um nó que obstruía, se o empurrão foi bem dado, seja apertando outro que apenas estava se formando, se não o foi.

Se queremos mudar um sentimento, depressão, por exemplo, pode-se induzir o transe a partir da maneira como se percebe (ver p.102) e sugerir:

> Deixe que APAREÇA um símbolo que represente ISSO que produz (e repito cada uma das sensações com que descrevo o sentimento)... não o procure, deixe que APAREÇA... a primeira coisa que SURGIR, é isso. Um símbolo pode ser qualquer coisa: uma cor, uma luz, uma forma, pode ser um

som, um cheiro, um sabor, uma sensação física, pode ser inclusive uma idéia que lhe passe pela mente e que se materializa depois... VOCÊ JÁ SE DEU CONTA qual é esse símbolo? - Peço-lhe que o descreva com todos os detalhes, perguntando-lhe, por exemplo: como é? tem cores? é brilhante ou fosco? tem movimento? varia?... agora deixe-o aí de lado um instante e sinta sua respiração, sinta-a com todo o detalhe, sinta como o ar passa através de seu nariz, entrando, saindo... talvez possa escutar como esse ar passa através de seu nariz, talvez possa, inclusive, perceber sua temperatura... sinta essa respiração que É o principal RECURSO que seu corpo e sua mente possuem para estar bem, a respiração INTEGRA, em cada uma de suas células, o oxigênio que LHES FAZ BEM e JOGA FORA tudo ISSO QUE, se ficasse dentro, FARIA MAL... e enquanto sente sua respiração, deixe QUE APAREÇA esse símbolo que representa OS RECURSOS internos que você TEM, RECURSOS que são físicos, fisiológicos, mentais (e, dependendo da crença da pessoa, posso agregar, a palavra espirituais) para ACABAR, TRANSFORMAR ou FAZER o que for NECESSÁRIO fazer com esse (e descrevo o símbolo do sintoma) de maneira que "X" (o sintoma) DESAPAREÇA. VOCÊ JÁ SE DEU CONTA qual é esse símbolo? - se confirma, pergunto-lhe qual é e se diz que não, lhe repito que um símbolo pode ser qualquer coisa, etc.; quando me diz que é, peço-lhe que o descreva, interrogando-o sobre suas características como já fiz com o símbolo do problema, e depois continuo: - agora ponha (descrevo o símbolo do problema) junto com (descrevo o símbolo dos recursos), sinta a sua respiração e observe como essa respiração faz com que (o símbolo dos recursos, o qual chamo pelo nome) ACABE, DESAPAREÇA, TRANSFORME ou faça O que for NECESSÁRIO fazer com (descrevo o símbolo do problema) para que "X" (o sintoma) desaparece... repare como acontece... VOCÊ JÁ SE DEU CONTA como ESTÁ ACONTECENDO? - quando a pessoa diz que a mudança já se deu, pergunto por cada uma das sensações desagradáveis em que se decompôs o sentimento ao iniciar o transe, sugerindo que já mudaram, da seguinte forma: - VOCÊ JÁ SE DEU CONTA O QUE SENTE AGORA aí onde ANTES sentia...(a sensação desagradável)? - Antes de terminar o transe, sugiro que o processo continua através dos sonhos, enquanto a pessoa dorme profundamente e descansa e através de cada respiração.

Desde o início, sugiro que o símbolo aparece e construo a realidade de que é assim. Se o paciente insiste em que não há nada, digo-lhe então que o símbolo é "nada" e começo a pedir que o descreva. Esta descrição serve para reforçar o transe e poder utilizar as próprias palavras do paciente para me referir ao símbolo. A descrição da respiração mantém o transe e serve como ponte para começar a falar de seus recursos. Algumas pessoas, ao se concentrarem em sua respiração, começam espontaneamente a transformar o símbolo do problema. Neste caso, assim como quando não aparece um símbolo dos recursos, a respiração é o recurso. E, em qualquer caso, é também a energia que realiza a mudança, colocando o sujeito como observador para impedir que faça intervir a sua vontade. É muito importante sugerir que apareça o símbolo DISSO que produz o sintoma e não do sintoma. Não se trata de tirar um sintoma sem resolver o problema que o originou, porque aquele é só um indicador de que aí existe um nó para se desamarrar e, se o nó continua igual, volta a aparecer outro sintoma no seu lugar. A meta é mudar ISSO que o originou, desatar o nó que está no fundo, gerar processos. E como ISSO é muito complexo e é difícil saber tudo o que engloba, não sugiro que seja eliminado porque é parte da pessoa, mas deixo a porta aberta para que se reconstrua, desapareça ou se digira. Este é único ponto em que é preciso ser taxativo, garantir que a mudança se dê[11]. Fora daí, os rastros podem ser desenhados e redesenhados no mar do inconsciente, de maneira espontânea, e nós só temos que deixar que fluam e continuar acompanhando o processo.

É importante lembrar que os símbolos fluem com uma lógica que não é a que estamos acostumados, e ter a mente aberta para continuar o processo e não bloqueá-lo. Uma vez, apareceu como símbolo do que produzia uma dor de cabeça, uma xícara de café, fumegante e cheiroso e, como símbolo dos recursos para fazê-lo desaparecer, uma flor. Do ponto de vista da lógica racional, é difícil entender o que pode fazer uma flor com uma xícara de café. Com a respiração, a flor se enfiou na xícara, que se transformou em vaso de planta, absorveu o café, cresceu e se transformou em uma planta cheia de flores e, com certeza, a dor de cabeça desapareceu. Em outra ocasião, o símbolo do que causava o problema era um sol resplandecente. O sol simboliza poder, gera vida, dá calor, etc., e pareceria mais um símbolo de recursos que de algo que provoca um problema. O símbolo dos recursos para transformar o sol, foi o desenho do perfil de uma águia. Poderíamos nos perguntar: o que pode fazer isto com o sol? Quando essa pessoa sentiu sua respiração, o desenho foi se transformando numa águia com vida que cobriu o sol com seu corpo, absorveu seus raios e voou, perdendo-se no horizonte enquanto entardecia. Ao terminar o exercício, esta pessoa comentou que o perfil da águia lhe havia lembrado o seu nariz aquilino e que lhe ocorreu que o sol representava a imagem idealizada de seu pai, a quem antes sentia que nunca podia alcançar. Quando a águia resgatou a vida com os raios de sol, estava se identificando com o seu pai e, uma vez que o interiorizou, empreendeu o vôo para se separar dele, que aliás, deixou de brilhar sobre seu céu.

Esta técnica é muito útil para controlar a dor. É interessante que, quando o símbolo dos recursos não se transforma ou digere definitivamente com o símbolo DISSO que produzia a dor, ainda que este desapareça, é um indicador de que há algo a consertar no nível orgânico. Uma vez, trabalhando com uma dor por estiramento muscular, apareceu como símbolo do que produzia o mal, um tronco de árvore cortada com vários garfos de jardineiro fincados. O símbolo dos recursos foi um montão de feno que cobria tudo. A imagem mostra, por si só, que era um paliativo temporário e que a dificuldade não estava resolvida, uma vez que, a qualquer momento, o vento poderia levar o feno e deixar o tronco com os garfos enfiados a descoberto.

Em ocasiões acontece dessa forma, por exemplo: o garfo que representava o que produzia a neurodermatite (ver p. 84-85). O fato de que o símbolo dos recursos seja insuficiente para digerir ou transformar o símbolo do que produz o problema, é um indicador de que precisamos fazer algo mais, uma regressão, como nesse caso, ou promover outra dinâmica até que o problema se resolva. Por exemplo, algumas vezes peço à pessoa que entre no símbolo da dificuldade "para transformá-lo de dentro":

> Entre em "X" para TRANSFORMÁ-LO de dentro, de FORMA DRÁSTICA e DEFINITIVA, com sua respiração... já está aí? Bom, agora deixe que sua

> respiração transforme "X" de dentro, de modo que toda a ENERGIA e a força que ANTES servia para produzir "Y" (o problema) AGORA sirva para fazê-lo se sentir BEM como você quer se sentir, para mantê-lo SÃO e EM HARMONIA consigo mesmo e com os demais. Sua respiração sempre o PROTEGE e o faz ESTAR SÃO e BEM. VOCÊ JÁ SE DEU CONTA como, de dentro, "X" se transforma radical e definitivamente?

Continuo insistindo na mudança, até que se tenha dado. Pode-se fazer também com que o paciente entre no símbolo de seus recursos e que este, por sua vez, entre nele mediante a sua respiração e dizer se o símbolo é uma luz branca:

> Introduza-se nessa luz e deixe que ela o banhe, sinta-a... agora deixe que a luz entre em você através de cada respiração, sinta como entra e vai ENCHENDO seu corpo e sua mente, filtrando-se em todas e em cada uma de suas células. VOCÊ JÁ SE DEU CONTA como se sente estar cheio dessa luz, TER À MÃO todos esses RECURSOS? E agora que você já está CHEIO DE LUZ, deixe que essa luz branca banhe toda a sua HISTÓRIA e a transforme e a RECONSTRUA, enchendo-a de LINDOS MOMENTOS, encontrando e AMPLIFICANDO todas as EXPERIÊNCIAS e APRENDIZADOS que HÁ nela e que talvez nem sequer você havia percebido... deixe que banhe e

encha toda a sua história, transformado-a e MUDANDO nela O que é NECESSÁRIO mudar para que você ESTEJA bem, COMO QUER estar.

Esta é uma maneira indireta de reconstruir a história e de recuperar recursos, deixando que os rastros vão e venham, desenhem-se uma e outra vez, como melhor convenha. Esta é a dinâmica do inconsciente, sempre fluindo, sempre mudando. Por isso, quando sugiro a uma pessoa que cada vez que feche os olhos e sinta a sua respiração poderá se dar conta de que APARECE, por si só, o símbolo de seus recursos internos para tê-lo à mão e voltar a vivê-lo como nesse momento, esclareço que pode ser que surja tal qual nesse exercício, ou de modo diferente, já que o inconsciente muda continuamente. E acrescento: "Seja como for, SEMPRE está bem, são SEUS RECURSOS".

Erickson definiu o transe como um estado em que a atenção está concentrada no que é verdadeiramente importante para a pessoa nesse momento. Onde surge, de forma espontânea, o nó que é necessário desamarrar. Pode ser que comecemos a caminhar por um caminho e, de repente, nos encontremos em outro.

Faz pouco tempo iniciei um transe num paciente com problemas graves de saúde. Desde dois anos antes, apesar de seu diagnóstico apontar que sofreria uma deterioração física progressiva até que chegasse a morrer, vinha ganhando peso, tinha dieta livre, estava recuperando pouco a pouco suas atividades sem maiores problemas, apesar dos estudos radiológicos e de laboratório mostrarem uma realidade diferente. Ele dizia sentir uma luta interna muito difícil entre dois adversários que não se resolvia a favor de nenhum deles. Tinha pesadelos ou, pelo menos, sonhos inquietos nos quais apareciam personagens agressores e um homem que fazia perguntas que ele não podia responder, "como que lhe cobrando".

Nesse momento sentia-se fisicamente bem e com alguns incômodos nas pernas. Decidimos trabalhá-las com um símbolo, para que desaparecessem.

O símbolo disso, que causava os incômodos nas pernas, foi uma cor vermelha brilhante. O símbolo de seus recursos para acabar com o vermelho, um cavalo café. Enquanto o cavalo se aproximava do vermelho, viu chegar um homem a galope que queria matar. Disse-lhe que permitisse que a sua respiração acabasse com esse homem e defendesse seu cavalo. A respiração derrubou o agressor num precipício, mas o agressor continuava preso à beirada "por um cabelo" que a respiração não conseguia romper. Quando esteve a ponto de consegui-lo, surgiu da parede da pedra do despenhadeiro, um suporte que o deteve. Então lhe disse, faça o que for necessário para ACABAR DEFINITIVAMENTE com ele. Entrou na cena e matou esse homem a punhaladas; depois, o cavalo café se aproximou e, com o focinho, o empurrou no precipício. A partir de então, os sonhos se tornaram tranqüilos e sentiu que a luta interna se inclinava a favor da saúde. Quisemos percorrer o caminho dos incômodos nas pernas e, de repente, nos encontramos num cenário onde se travava a luta entre a vida e a morte, entre uma parte sua que queria matá-lo, talvez como castigo pelas culpas das quais lhe pedia contas e a parte sua que queria viver. Isto era o verdadeiramente importante para ele nesse momento e foi o que surgiu no transe.

Como nesse caso, a partir de um símbolo ou de qualquer ponto, pode-se passar de forma espontânea a qualquer outro e, se não percebemos o que está acontecendo e insistimos em continuar pelo caminho que havíamos iniciado, o paciente pode sofrer complicações que vão desde sensações gerais de mal-estar, vômitos, insônia, angústia indiferenciada, até a aparição de uma reação psicótica e terminar num hospital psiquiátrico, porque aflorou algo que estava reprimido e não se resolveu. Apenas se rompeu o equilíbrio em que essa pessoa se encontrava antes. Algo similar acontece em sujeitos que foram induzidos ao transe em situações em que não houve oportunidade de elaborar o que surgiu aí, porque os hipnotizadores não tinham preparação para perceber o que estava acontecendo dentro deles; portanto, não o trabalharam. É o caso da hipnose de teatro ou do manejo que indivíduos sem uma adequada formação clínica fazem, por exemplo, para controle de hábitos[12]. Isso é fácil de acontecer porque tudo o que aparece em transe são símbolos e estes condensam situações e sintomas atuais e velhos.

Quando se manejam símbolos, qualquer coisa pode aparecer. Algumas vezes, fluem tão rápido que não temos tempo de entender racionalmente, nesse momento, do que se trata; e isso não importa, o que importa é acompanhar e garantir que o processo termine bem. Mais tarde entenderemos ou, talvez, nunca. Para acompanhar é preciso observar, estar atentos aos gestos e expressões da pessoa em transe, as mudanças no ritmo de sua respiração que nos indicam se está tranqüila, incômoda, triste, assustada ou angustiada. Se não estamos seguros de como se sente, podemos lhe perguntar se tudo VAI BEM, sugerindo que é assim.

Quando a transformação dos símbolos é tão rápida que não dá tempo de compreender o que se passa, proponho ao paciente que sinta sua respiração e sugiro que, da mesma maneira que faz com o corpo, aí no transe, tire tudo aquilo que se ficasse dentro lhe faria mal e integre e guarde o que lhe faz bem. Digo-lhe: "Repare como em cada momento MUDA O que é NECESSÁRIO mudar e se REAFIRMA O que é BOM para você. Sua mente inconsciente, que é sábia e o protege, sabe exatamente o que é necessário transformar e o faz através de sua respiração".

Em seguida, descrevo um transe com uma dinâmica deste tipo. Durante o tempo que durou, eu repetia que a respiração guiava o processo. Cada vez que a paciente mostrava algum mal-estar, lembrava a ela que sentisse a sua respiração e observasse como esta mudava o que era necessário mudar aí, para que ela estivesse bem. Iniciamos o caminho a partir de como esta mulher, com diagnóstico de depressão endógena, sentia a culpa no corpo. Disse senti-la "por aqui, como algo que lhe enche, chega a todas as paredes... como uma pedra fria, dura, incômoda, que foi enfiada e quer se fazer maior e já não cabe... estou vendo um túnel com água...e passam torpedos... o túnel é de bambu... ao final há uma luz - e acrescentou com expressão de desespero: mas não posso chegar". Disse-lhe que sentisse sua respiração e, ao fazê-lo, comentou: "Já saí da terra, estou no firmamento, vejo a lua, as estrelas... e Jesus com sua luz, sentado... mas Jesus já se transformou em um anjo que tem as mãos amarradas e sobre ele passa um avião enorme, muito grande mesmo". Pedi-lhe outra vez que sentisse sua respiração para que arrumasse aí tudo o que fosse necessário arrumar e se viu desamarrando as mãos do anjo e continuou: "Agora o anjo e eu regressamos ao túnel, acabaram-se os torpedos e está cheio de estalactites... mas já vamos sair... está chovendo... nos enfiamos numa pequena gruta de onde saem animaizinhos simpáticos: uma serpentezinha, um dinossauro... já não estou gostando da serpente, está crescendo (repeti: sinta sua respiração) agora a serpente e o anjo brigam... e aí está a maçã de Adão e Eva, com a serpente e algo muito alto, gigante, como pescoço de girafa... agora estamos num chão de areia branca rodeada de bambu e está Jesus Cristo cabeludo, pendurado numa cruz... vou descê-lo... desapareceu... agora só há uma velhinha tecendo, uma velhinha muito feia com a cara toda enrugada (ao sentir a respiração, a velhinha desapareceu) agora há um número UM como de vela de cera entrando numa igreja com trombetas... as pessoas estão muito contentes, é um lugar repleto de gente e enorme, como a igreja em que nos casamos e um colibri... já apareceu a velhinha, mas agora está bonita".

Poderíamos tentar entender o significado dos símbolos que aparecem ao longo deste transe e quebrar a cabeça tentando encontrar uma relação entre eles. No entanto, o importante foi garantir que cada vez que havia algum incômodo na paciente ou a sensação de que algo do que ela observava não a agradava, eu sugeria sua transformação da forma mais adequada e ainda que nem ela nem eu sabíamos que era o mais adequado, seu inconsciente, sim, o sabia e o fazia através de sua respiração. Terminei o transe no momento em que tudo estava bem. Além de desencadear um processo de mudança, foi-me muito útil para planejar o trabalho posterior, perceber, entre outras coisas, como lhe pesavam os valores e normas religiosas, que existiam símbolos fálicos ameaçadores que deixavam de sê-lo quando aparecia a igreja onde se casou, seu medo de envelhecer e, sobretudo, de se tornar feia, que, mais tarde, apareceu como medo de crescer em geral, de deixar de ser uma garotinha e se converter em mulher.

Percorrendo caminhos universais... O trabalho com metáforas

A metáfora é uma representação simbólica e totalizadora de um problema ou uma situação, que se baseia em experiências que são universais porque pertencem à natureza ou à vida cotidiana. Ao ser uma representação simbólica, corresponde também à linguagem do cérebro direito onde, como os símbolos, a metáfora É o que representa e, portanto, ao se transformar, transforma-se também aquilo que representava.

Ao utilizar uma metáfora, comunicamo-nos com os demais pelo menos em três níveis. O primeiro, o textual, remete ao segundo que é mais profundo e tem um significado universal. Este, por sua vez, remete a um terceiro que é individual e se refere ao que é relevante e significativo para cada pessoa, de acordo com a sua história e suas características. Este último pode ser inconsciente. Por exemplo, se falamos de sentir-nos presos num buraco, sem poder sair, esta metáfora faz lembrar a todos que a escutam a sensação de aprisionamento, mas, além disso, fará cada um reviver as situações particulares em que esteve aprisionado em sua vida.

Deste modo, comunicando-nos em diferentes níveis e de forma indireta, podemos nos referir a vivências profundas e reconstruí-las. Erickson era especialista em manejar este tipo de comunicação, utilizando experiências da vida cotidiana.

O uso da linguagem metafórica para transmitir conhecimento é quase tão antigo quanto a humanidade. Os povos primitivos observavam a natureza, imitavam-na, personificavam os animais e os elementos naturais e os incorporavam à sua vida. Em alguns grupos dava-se aos guerreiros nomes de animais selvagens, o que implicava que essas pessoas possuíam as características desse animal e deviam imitá-lo. Com freqüência, isto se misturava com elementos mágicos ou religiosos.

Também se utilizavam as metáforas em sociedades mais avançadas. Quando nascia uma menina asteca, a parteira que a recebia lhe dizia com admiração e carinho que era "uma pedra de jade, uma pluma preciosa". Por trás de tão simples frase estava implícito, entre outras coisas, a crença de que, cada menino que nasce leva em si uma parte da divindade, a veneração e o respeito por cada pessoa individual, a responsabilidade que os pais e toda a comunidade tinham de polir essa pedra e cuidá-la como algo valioso. Os mesmos astecas, ao identificar os seus guerreiros como águia ou com o tigre (cavaleiros-águia e cavaleiros-tigre), estabeleciam que comportamento esperavam deles nas batalhas e na vida diária.

Os livros sagrados das diferentes religiões usam metáforas para transmitir seus ensinamentos, assim como a poesia, os contos de fada e a literatura em geral.

Quando trabalhamos com metáforas, percorremos caminhos individuais que, ao mesmo tempo, são universais. Pode ser que apareçam de modo espontâneo na linguagem de cada pessoa e então só temos que segui-las, como no caso do Capítulo 2 desta Terceiraa Parte (p. 148), onde contei do paciente que me dizia ter sofrido "profundas feridas" e continuamos falando que as feridas cicatrizam e como se deve cuidá-las. Em outras ocasiões, eu introduzo a metáfora que me parece adequada para sugerir o que julgo necessário, por exemplo, ao evocar o momento em que aprendemos a caminhar, falar de como os animais aprendem a brigar[13] ou dizer que as árvores CRESCEM continuamente, ainda que não percebamos; que pelo seu tronco duro circula seiva suave, que as raízes servem para mantê-los SEGUROS e firmes em seu lugar, durante as tempestades, e para TOMAR do que está à sua volta aquilo que lhes faz falta para CRESCER.

Se nos encontramos obstruídos num processo terapêutico sem entender o que se passa nem saber por onde ir, podemos entrar em transe e deixar que apareça representado em uma metáfora o que está acontecendo no processo, com o terapeuta e com o paciente (ou os pacientes no caso de uma família ou um grupo) nesse momento. Isto é algo que, com freqüência, utilizo para supervisionar o trabalho de alunos ou o meu em equipe. Uma vez, uma colega, terapeuta familiar, viu a si mesma amordaçada e de mãos amarradas em sua poltrona, enquanto os membros da família estavam na frente dela lhe mostrando todos "os horrores que faziam". Apenas permitiam observá-los. Ela compreendeu o que ocorria, contou à família a metáfora, deixou de tentar fazê-los mudar e entender coisas, e lhes pediu que recolocassem o que esperavam da terapia. Acontece que procuraram a terapia por pressões da escola de um dos filhos, mas, na realidade, não acreditavam necessitar de ajuda.

Em outras ocasiões, o problema ou "sua origem" aparecem representados em uma metáfora que é menos ameaçadora que as "lembranças da infância". É o caso de "O Príncipe que chegou a ser rei", que vou narrar a seguir.

Este príncipe era um homem de êxito que tinha dificuldades para viver plenamente sua sexualidade com sua mulher. Precisava de interesse na relação sexual e a esposa lhe reclamava isso. Pedia-lhe também carícias que ele não se animava a fazer, porque lhe pareciam sujas, davam-lhe nojo. E, mesmo que ela acreditasse que estava pedindo a ele de uma forma linda e adequada, ele se sentia cada vez mais criticado, rejeitado e se enchia de ressentimento. Enchia-se, além de tudo, de inveja, porque ela aparecia para todo mundo como a esposa boa e maravilhosa que o aceitava e o compreendia sempre e, além disso, tinha muito êxito social e profissionalmente. E, quanto mais maravilhosa e compreensiva ela se mostrava, "fatigando-o" com suas qualidades, mais deprimido, distante e indócil ele ficava. Tinha muitos rancores guardados de vinte anos atrás, que seguiam um padrão similar: cada tentativa da esposa de falar com ele para resolver algo ou cada conquista dela, fazia-o sentir-se mais desvalorizado, ressentido e invejoso, o que se refletia na cama onde ele a agredia de forma indireta, comportando-se de maneira cada vez mais distante, “simplesmente não sentia vontade de estar com ela, ainda que quisesse”.

Por iniciativa de sua companheira, aceitou trabalhar com hipnose para resolver “isso” que bloqueava sua sexualidade.

Começamos do ponto que sentisse no corpo o nojo e a repulsa que lhe provocavam essas carícias e, daí, iniciamos uma regressão. Ao contar “um” e lhe perguntar onde havia chegado, comentou que não sabia, que tudo estava escuro e tinha frio. Sugeri que, pouco a pouco, a cena iria se clareando e assim foi. Começou então a perceber que se encontrava como adolescente, num lugar sombrio, no centro do pátio de algo que parecia um castelo medieval. Sabia que uma multidão o rodeava, todo o seu povo, olhando-o. Diante dele achava-se um rei, alto e magro, com trajes escuros, que lhe encomendava uma missão, praticamente impossível de cumprir. Ele era o príncipe e sabia que se falhasse na prova, cortar-lhe-iam a mão. E, junto ao rei, do lado esquerdo, viu o carrasco encarregado de executar o castigo. Era um homem feio, baixo e musculoso, com um olhar negro, profundo e duro. O príncipe se encontrava muito assustado.

Pedi-lhe que sentisse sua respiração e observasse como esta transformava essa cena, de modo que ele se sentisse BEM, SEM ameaças de CASTIGOS, podendo DESFRUTAR o que lhe cabia desfrutar nesse momento. À medida que foi respirando, a cena ficou ainda mais clara, pôde distinguir os rostos das pessoas que o observavam e, entre eles, o de sua mãe, a rainha. Ela se aproximou e, do seu lado, dirigiu-se ao rei, explicando-lhe que não fazia sentido expor o príncipe a esta prova porque já, em muitas ocasiões, este havia demonstrado sua honestidade e seu valor. A multidão começou a aplaudir o discurso da rainha enquanto ele crescia e o rei envelhecia. Ao terminar, o velho rei declarou que percebia que o príncipe era quem devia governar, e abdicou em seu favor. Em meio às aclamações do povo, o velho rei se retirou e ele subiu ao trono. Agora, devia dirigir o seu povo e governar-se a si mesmo, fazer o que quisesse e estivesse bom para ele.

No entanto, quando desviava o olhar para o carrasco, ainda sentia medo. Pedi-lhe, então, que lhe pusesse um nome para que o fizesse seu. *Chamou-o Loagrio**, "porque assim eram seus olhos". Sugeri que agora ele mandava em Loagrio e que toda essa FORÇA, que ANTES era uma AMEAÇA para ele, AGORA estava aí PARA APOIÁ-LO a conseguir o que ele desejava conseguir e a viver como quisesse VIVER, DESFRUTANDO sua vida e seu PODER e o convidei a provar que era assim.

Apareceu, de repente, no vestíbulo real, com uma mulher e pedindo a Loagrio que vigiasse a entrada para que os deixassem à vontade e ninguém interrompesse. Enquanto

* O Acre (N.T.)

Loagrio cumpria sua função, ele começou a viver sua sexualidade de uma forma nova e diferente, aprendendo a desfrutar o que antes abominava.

Na sessão seguinte, pedi-lhe que observasse qual metáfora representava o problema da relação com sua mulher naquele momento. Apareceu uma pedra preciosa sem polir, mas ele não teve vontade de poli-la. Tinha muitos ressentimentos transformados em nó. Propus-lhe que os arrancasse na fantasia até eliminá-los por completo, para que não fizessem mal ao seu corpo, nem à relação (tinha colite crônica e começava a apresentar problemas na pele). Não quis.

A sexualidade floresceu nele, mas não queria vivê-la com sua mulher. O rancor não o deixava. Necessitava continuar agredindo-a com sua distância, de modo que as cenas no vestíbulo real se transportaram para a vida cotidiana com sua amante. Algum tempo depois, a esposa o abandonou. Não suportou mais continuar aparecendo como a mulher maravilhosa e carregar o peso dos ressentimentos.

Do ponto de vista da Teoria Psicanalítica, poderíamos, com facilidade, identificar os personagens desta história com as instâncias psíquicas e sua inter-relação: Loagrio representaria as forças deste, primeiro a serviço de um superego rígido e sádico, o pai-rei, e depois servindo ao jovem rei, um superego flexível. O príncipe seria o eu; estão presentes, também, a ameaça de castração e os personagens do complexo de Édipo. Tal elucubração teórica pode nos servir para fazermos um diagnóstico, hipótese ou planejar as intervenções, no entanto, não a comentamos nem fazemos nenhuma interpretação, não é necessário, porque o paciente compreende os diferentes sentidos da metáfora. Um desses sentidos é que todos chegamos, num determinado momento, a ser reis e a governar-nos sozinhos. O outro sentido, da mesma maneira que as dificuldades se transformam em facilidades, o que ANTES era ameaçador, AGORA pode ser nosso aliado.

Haverá quem ache que o trabalho ficou incompleto, que deveria ter me esforçado para que, de alguma forma indireta, esta pessoa se livrasse dos ressentimentos contra a esposa, que juntos polissem essa pedra preciosa, a amante não aparecesse. Eu propus trabalhar o problema da relação com sua mulher e tirar o rancor contra ela, não só pelo bem do seu casamento, mas também por sua saúde. Quando se negou, respeitei sua decisão. Parece-me que ninguém tem o direito de determinar o que é bom para o outro. Isto iria contra o fato universal de que, uma vez que o príncipe chega a ser rei, governa por si mesmo. Além disso, acho que o desenlace não foi necessariamente negativo. Com a separação, abriu-se para ambos a possibilidade de experimentar novos caminhos e, caminhando, fazer um que tivesse coração.

Fazendo caminhos ao andar... Caminhos com coração

Da mesma maneira que antes aprendemos a voltar o olhar para trás e ver a trilha que nunca voltaremos a pisar, agora se tenta olhar para frente, para o futuro, e convertê-lo já no presente, na nossa realidade interna, para experimentar e ensaiar os caminhos que nos levam até lá, porque se "todos os caminhos são iguais, todos vão pelo matagal", nos que têm coração, sentimo-nos com o caminho e a viagem se faz prazerosa. Pelo contrário, o caminho que não tem coração, diz Dom Juan pelas palavras de Castañeda, nos faz maldizer a vida e nos debilita.

A forma mais simples de olhar o futuro, é através do "Ensaio". Pedimos ao paciente que se veja num futuro próximo, onde já conseguiu o que desejava conseguir:

> Enquanto está aí, sentindo-se como se quer sentir. Porque JÁ CONSEGUIU o que queria conseguir, DESFRUTANDO essa conquista e esse momento com todo detalhe, deixe que sua mente inconsciente CONSTRUA diferentes CAMINHOS para chegar aí e, enquanto você está nesse lugar e nesse momento VIVENDO COMO QUER viver e desfrutando-o, deixe que sua mente inconsciente trabalhe para você e construa caminhos novos e os experimente para ver qual é melhor... agora está EXPERIMENTANDO e ENSAIANDO,

> construindo e sentindo de uma forma nova e diferente... e esta noite, enquanto dorme e ao sonhar, sua mente inconsciente continuará construindo estes e outros caminhos, experimentando e ensaiando quais são melhores para você, enquanto DESCANSA e dorme profundamente para ACORDAR RELAXADO e descansado quando ABRIR OS OLHOS.

Com isto, estamos gravando uma nova marca mnêmica no cérebro direito, que é atemporal, e, portanto, ainda que nos termos do cérebro esquerdo essa cena esteja no futuro, já é parte de sua realidade interna, onde só há presente. Dizemos que se dá num futuro próximo, de modo que assim seja, e sugerimos que entre as múltiplas alternativas para chegar aí, se experimentem diferentes alternativas, para escolher qual é a melhor para ele. Para evitar que não esteja buscando, a cada momento de sua vida diária, se muda ou não, nem que se auto-sugira que não acontece nada, dizemos que se surpreenderá ao se ver atuando e sentindo de uma forma nova e diferente.

Podemos também fazer caminhos com coração utilizando metáforas. Enquanto o paciente conta e revive o seu problema, pergunto-lhe:

> Como poderia representar isso que está vivendo em uma metáfora? Com os olhos abertos ou os olhos fechados, deixe que APAREÇA uma metáfora que represente este problema. O primeiro

> que lhe ocorrer, é isso... VOCÊ JÁ SE DEU CONTA qual é a metáfora? (se responde que não, posso sugerir) pode representá-lo usando cores, plantas, animais, personagens ou qualquer coisa, o importante é que colha o primeiro símbolo que APAREÇA.

Não é necessária uma indução formal porque, ao estar o paciente falando do que lhe acontece e revivendo isso, já tem um pé no cérebro direito e, ao construir a metáfora, passa o outro pé e já está em transe. Da mesma forma que fazemos com os símbolos, uma vez que a pessoa nos diz que já tem a metáfora, peço-lhe que a observe com todo cuidado e me conte. A metáfora nos oferece uma representação totalizadora e diferente do problema com matizes que antes não havíamos visto. Depois de ouvir a descrição que o paciente faz, continuo:

> Volte a olhar...(e descrevo a metáfora com suas próprias palavras) mas, agora, enquanto a observa, sinta sua respiração... sinta como o ar passa através de seu nariz, entrando e INTEGRANDO O que é BOM para você, e como passa saindo e JOGANDO FORA tudo o que, se ficasse dentro, lhe faria MAL... sinta como se movimentam seu peito e seu abdômen com cada respiração; talvez possa, inclusive, escutar o som do ar passando através de seu nariz... e observe, ao mesmo tempo, como sua respiração MUDA aí no... (a metáfora)

> que tem que mudar para que o PROBLEMA DESAPAREÇA e VOCÊ esteja BEM como quer estar. VOCÊ JÁ SE DEU CONTA como está MUDANDO? O que está acontecendo aí? (e continuo trabalhando, como já vimos, para assegurar que a mudança se dê e sugerindo que continue com cada respiração).

Ao se transformar a metáfora, está-se construindo, na fantasia, um caminho para sair dessa situação e é um caminho com coração porque surge desde o interior do sujeito. Perguntamos se tudo ESTÁ BEM agora que JÁ MUDOU o que era necessário mudar e, se não é assim, sugerimos que continue "sentindo sua respiração para que esta siga reconstruindo aí o que for necessário reconstruir, para que tudo esteja bem". Algo muito importante é que, uma vez que começamos a trabalhar com metáforas, continuemos falando em linguagem metafórica, para nos mantermos ao menos com um pé no cérebro direito. E continuamos assim, sessão após sessão. À medida que o processo vai avançando, podemos seguir transformando a metáfora para ir reconstruindo o caminho que logo vão percorrer.

Uma vez, uma pessoa comentou comigo que se sentia em *stand by*, obstruída e sem saber o que fazer: estava para deixar um trabalho de muitos anos, onde não era reconhecida e era explorada, mas não procurava outro; percebeu que, ao longo de sua vida, havia desempenhado os papéis que os outros, principalmente sua mãe e seu marido (de quem estava se divorciando), lhe apontavam. Ela sabia que os dois usavam-na, tiravam-lhe tudo sem lhe dar quase nada, mas nem sequer sabia o que queria fazer da sua vida. Desejava romper esse tipo de relação sem ser "má" com eles. Com respeito à mãe, gostaria de continuar cuidando e ajudando a ela, com respeito ao marido, perguntava-se se não poderia mudar. Por outro lado, estas eram as suas únicas relações próximas com adultos, já que passava meses inteiros sem ver a sua única amiga. Tinha uma filhinha de três anos.

Quando propus que representasse a sua situação em uma metáfora, apareceu dentro de um túnel ou gruta escura, fechada, com um buraco em cima, por onde o sol entrava. Ela sentia que a empurravam pelas costas, obrigando-a a dar voltas em círculo, sem parar. Ao sentir sua respiração, deixaram de empurrá-la e pôde ficar sob um raio de sol e receber sua luz e seu calor. Esse foi o princípio da mudança.

Na sessão seguinte, chegou dizendo que estava furiosa (algo novo nela) e que havia posto os pingos nos "is" com os antigos patrões e com o marido. Renunciou ao trabalho e foi cuidar dos trâmites do divórcio. Entrou no buraco "jogando raios e centelhas". Sugeri que essa coragem era muito útil para transformar isso que a aprisionava. Primeiro recolheu umas pedras do chão e começou a atirá-las para todos os lados, mas isso era inútil. Comentou que apenas uma bomba poderia acabar com isso. Começou a sentir sua respiração, mas não era suficiente, perguntei-lhe: "Quer que eu entre aí para ajudá-la a respirar?" Respondeu que sim, tampou os ouvidos e, de repente, disse-me: "o teto já voou todo". Ela se sentiu atirada ao chão pela explosão. O sol entrava, viam-se escombros em volta. Achava-se rodeada de paredes de aproximadamente seis metros de altura. Comentou: "poderia sair, se quisesse, mas estou muito cansada". Deitou-se no chão e sugeri: Seu corpo está se preparando para SAIR daí, você está APRENDENDO a sair para lugares abertos, LIVRE, depois de tanto tempo de estar trancada". Ela falou surpresa "o sol não me fere como de costume! Há muita calma, é como uma dúvida entre sair ou não". Respondi-lhe: "É que aí onde está, é um lugar conhecido. Se quiser, pode se aventurar fora, ir e vir quantas vezes desejar". Respondeu que tudo se via seco pela explosão e sem um ser humano em quilômetros ao redor; só ao longe, muito longe, se conseguia ver uma árvore muito bonita. Terminei sugerindo que a sua respiração ia encher de vida esse cenário e que, se animasse a sair, cada um de seus passos iria transformando o lugar que pisava. Na sessão seguinte, as armaduras já estavam mais suaves e ela se achava sentada sobre uma delas, observando o exterior, sem vontade de sair. Porém o campo continuava seco. Comentei que logo chegaria a temporada de chuvas. De repente, viu sua netinha sentada fora do buraco, chamando-a. Isso a fez sair e explorar um pouco ao redor. A partir desse momento, pouco a pouco, saiu do estado de *stand by*, começou diferentes negócios, pediu ajuda a sua mãe, o que nunca havia se atrevido a fazer antes, e continuou seu divórcio.

Sugeri que podia entrar e sair do buraco, mas, em nenhum momento, a pressionei. Respeitei seu ritmo, acompanhando-a por onde quisesse ir. Nesse exemplo, vê-se claramente como essa mulher foi construindo e experimentando, na fantasia, um caminho com coração, que depois percorreu em sua vida cotidiana, "na realidade de fora".

Cada vez que uma metáfora se transforma, um nó se desamarra, abre-se um caminho e aparecem outros nós que estavam por trás. Podemos seguir construindo metáforas, uma após outra, para desatar os novos nós, como veremos no estudo do caso no capítulo seguinte.

Concluí que é muito útil trabalhar com metáforas em situações em que, ou bem não se sabe por onde ir, ou aparentemente tudo é muito simples, mas não há mudanças. Quando estou com casais ou famílias, peço a todos que construam, ao mesmo tempo, uma metáfora que represente o problema que vivem nesse momento. Logo após os convido a comentá-las em voz alta. Assim, cada um pode perceber como os outros vivem o problema. Em **A REALIDADE... SE CONHECE OU SE CONSTRÓI?**, propus que cada pessoa tem uma visão diferente das coisas, dependendo da posição que ocupe numa situação e de suas relações com os demais (ver exemplo da discussão entre o adolescente e seu pai pp. 70-71). Também propus que não podemos conhecer a realidade tal qual é, mas que, ao sobrepor as visões que se tem desde diferentes pontos, construímos uma visão mais completa, uma chave que abre mais portas. Isto é o que acontece quando cada membro da família conta a sua metáfora diante dos outros. A seguir, peço a todos que transformem essas metáforas, uma a uma, através de sua respiração e comentem o que aconteceu.

Cada metáfora integra aspectos conscientes e inconscientes da pessoa que a elaborou e evoca também elementos nos que a ouvem. Ao ir, cada um, transformando as metáforas dos demais, vai mudando em si mesmo esses aspectos que, de outro modo, não teriam sido tocados.

Uma vez atendi numa consulta dois irmãos. Haviam crescido num ambiente cheio de disputas e conflitos entre a família do pai e da mãe e, desde meninos, tiveram que tomar um partido, em diferentes lados. Agora, adultos, tinham só um ao outro na vida, queriam se aproximar, ainda que não soubessem como.

A metáfora do mais velho foi a seguinte: dois cachorros que queriam ser amigos, um mais velho, o outro moço, latiam um para o outro, estavam tristes. Ao transformá-la, ele percebeu que, no princípio, os dois tinham medo, mas o mais velho começou a se aproximar do mais moço, a lhe dar carinho, e o outro respondeu bem. O menor percebeu como, primeiro ficaram vendo, e depois, pouco a pouco, deixaram de latir, puseram-se a brincar, acariciavam-se e podiam fazer qualquer coisa juntos.

A metáfora deste último foi uma porta que se abria mas, quando um deles entrava, o outro saía ou caía numa armadilha no chão. Se um estava dentro, a chave do outro não podia abrir. Ficavam dando voltas. Era muito fácil um deles estar dentro, mas nunca os dois juntos.

Ambos resolveram o problema em transe, deixando a porta aberta e se esquivando das armadilhas.

Depois dessa sessão comentaram que, em várias ocasiões, tinham estado contentes e fazendo coisas juntos.

Os caminhos que construímos apenas a partir da vontade e da consciência, sem levar em conta o que sentimos e desejamos, costumam seguir os esquemas do "deve ser" e "do razoável" e são como receitas que tentamos impor; por isso, se insistimos em segui-los, debilitam-nos e nos fazem amaldiçoar a vida e, além de tudo, levam-nos a dar voltas em círculo. Os caminhos que construímos, transformando nossas próprias metáforas, são caminhos com coração porque surgem de dentro, e, ao percorrê-los, somos um com eles.

Notas e referências bibliográficas

1. Ver: MAHLER, Margaret S. *Simbiosis humana*: las vicissitudes de la individuación. I. Psicosis infantil. México: Joaquim Mortiz, 1986.
2. Sobre os mecanismos de investigação e a formação do superego pode-se consultar: FREUD, Sigmund. *El yo y el ello*. (Obras completas, vol. XIX). Buenos Aires: Amorrortu, 1979, "III. El yo y el super yo (ideal del yo)", pp.30-40 e "V. Los vasallages del yo", pp. 49-66.
3. ERICKSON, Erik H. *Infancia e sociedad*. Argentina: Hormé, 1983,

pp. 222-225.

4. Ver: ROSEN, Sidney. *Minha voz irá contigo*: os contos didáticos de Milton H. Erickson. Campinas: Psy, 1992, e: ERICKSON, Milton H. & ROSSI, Ernest L. *O homem de fevereiro*: expandindo a consciência e identidade em hipnoterapia. Campinas: Psy, 1994.

5. Ver: FREUD, Anna. *Psicoanálisis del desarrollo del niño y del adolecente*. Argentina: Paidós, 1976, p. 166.

6. FREUD, Sigmund. *La interpretación de los sueños*. (Obras completas, vol V). Buenos Aires: Amorrortu, 1979, pp. 507-608.

7. FREUD, Sigmund. *La interpretación de los sueños*. (Obras completas, vol V). Buenos Aires: Amorrortu, 1979, pp 543-564 e 578-597.

8. O modelo para o estudo da depressão foi estabelecido por Freud em: FREUD, Sigmund. *Duelo y melancolía* (Obras completas, vol. XIV). Buenos Aires: Amorrortu, 1979, pp. 235-255. Em especial fala-se de como o ódio pelo objeto recai sobre o ego nas pp. 248-245. Sobre este tema consultar, além disso: GRINBERG, L., *Culpa y depresión*: estudio psicoanalítico, España: Alianza, 1983.

9. Para conhecer mais sobre essa técnica ver o capítulo *Crescendo com as despedidas*, em: ROBLES, Teresa. *A magia dos nossos disfarces*. Belo Horizonte: Diamante, 2001, pp. 79-86. E para vivê-la, pode usar o CD *Recupera tu fuerza de vida* de Alom Editores, México.

10. Para isso, um pouco depois da primeira edição deste livro, comecei a usar palavras protetoras entremeadas: saudavelmente, protegidamente, desfrutando, aprendendo. Para conhecer mais sobre o uso destas palavras ver o capítulo *Aprendendo, desfrutando, saudavelmente, automaticamente*, em: ROBLES, Teresa, *A magia dos nossos disfarces*. Belo Horizonte: Diamante, 2001, pp. 23-27.

11. Pode-se inclusive sugerir em forma paradoxal que siga igual mas saudavelmente renovado.

12. FINKELSTEIN, Selig. Adverse effects after exposure to lay hypnosis in a group setting: a case report. *American Journal of Clinical Hypnosis*. The American Society of Clinical Hypnosis, 1989, vol. 32, No. 2, pp. 107-109.

5. DESATANDO NÓS, FAZENDO CAMINHO AO ANDAR E RASTROS NO MAR

O CASO DE SHARON

Depois de repassar todas essas técnicas, vocês poderiam se perguntar, quando e como utilizá-las?

No capítulo 1 da Terceira Parte, comentei que, no começo, recorria a elas cada vez que sentia que um processo terapêutico estava obstruído. Depois, comecei a usá-las com regularidade, sessão após sessão. Propunha ao paciente que me descrevesse o que acontecia em seu corpo ou que imaginasse essa ou aquela coisa. Geralmente, preferia não falar de hipnose porque há tantos pré-julgamentos, mitos e expectativas mágicas em torno dela, que demorava uma ou duas sessões para explicar do que se trata, como funciona, suas bases teóricas e neurofísicas, para que constatassem que não é possível que eu controle sua vontade e sua mente.

Atualmente, quando os pacientes chegam me pedindo hipnose, porque sabem que me dedico a isto, tenho que tomar um tempo para fazer esses esclarecimentos.

O que mudou radicalmente foi o meu estilo de comunicação. Comecei a olhar rumo ao futuro mais do que rumo ao passado e a construir realidades, incorporando as técnicas de sugestão à minha forma de falar. Creio que, neste momento, faço hipnoterapia sem um transe formal com estados ampliados de consciência, sugerindo continuamente, evocando imagens e sensações. Algumas vezes, também faço transes formais aos que me refiro como "exercícios de imaginar". No caso que apresento a seguir, vocês poderão perceber tudo isto. Os nomes que emprego são fictícios e alguns dados biográficos estão alterados para salvaguardar a identidade do paciente.

Sharon é uma mulher de 28 anos que estuda pintura. Chegou me dizendo: "Sempre procuro homens que me rejeitam, que não me respeitam e me machucam. Meu companheiro atual, Gonzalo, colocou-me chifres e estou cheia de rancor e de idéias obsessivas. Não posso deixar de pensar nisso. Qualquer desavença me faz lembrar o fato. Estou tão mal, tão cheia de angústia que sinto asfixia e não posso respirar e, sobretudo, não posso nem me separar dele, nem deixar de pensar nisso. Não suporto a solidão, nunca pude ficar só, angustio-me, asfixio-me só de pensar que ele vai embora. Não posso estudar nem pintar, nem procurar trabalho. Tenho, além disso, muita inveja dele, porque ele tem duas pós-graduações e eu não. Fico com muita raiva de suas mentiras tão bem armadas, como as da minha mãe. Às vezes, confundo os dois e já não sei se a raiva é contra Gonzalo ou contra minha mãe, ou contra Carlos, meu primeiro marido, é como se todos fossem uma coisa só".

Sobre Carlos, disse-me: "Ele era muito mais velho que eu e eu o tinha completamente idealizado. Era como um Deus para mim, ensinava-me tudo sobre a vida e me criticava, eu era uma menina boba. Ele falava de política, era contra a pequena burguesia e seus valores. Eu estava apaixonada pelo que achava que ele era e, parece-me que ele não estava apaixonado por mim, mas pelo que queria que eu fosse. E um dia, o ídolo se desmanchou. Senti como uma punhalada, quando descobri umas revistas Playboy que ele tinha escondidas, apesar de suas críticas ao pequeno burguês. Casei-me com ele apesar disso. Sentia-me dilacerada. Era como se, com a metade do meu corpo, amasse o idealizado e, com a outra metade, rejeitasse o homem de carne e osso. Tivemos umas sessões de terapia de casal e aí a dor se transformou em ódio. A terapia acabou eu tomando café com a terapeuta e entrei na psicanálise. Em sete anos e meio de psicanálise, entendi tudo o que tinha que entender: que a minha história era uma história de mentiras em que todos os homens nos abandonaram. O avô deixou a avó quando minha mãe e minha tia eram muito pequenas e regressou velho e alcoólatra pouco antes de morrer, para que a sua mulher cuidasse dele, cuidando dele um tempo, mas acabou internado numa clínica psiquiátrica. Quando isso aconteceu, foi como se já o tivessem enterrado. Meu pai também nos abandonou, mas, durante 23 anos me contaram que tinha morrido. Minha mãe e minha tia armaram uma história complicadíssima, digna das melhores telenovelas, na qual meu pai era um nobre inglês, e me registraram com um nome e um sobrenome inglês, e veja bem, sou tão escura como qualquer mexicano. Pois bem, segundo me contaram, era um nobre inglês que, numa de suas viagens de negócios por terras exóticas, morreu de uma doença tropical e, com certeza, sua família aristocrata ficou com toda a rica herança que pertencia a mim e a minha mãe. Fizeram-me admirá-lo e chorar por ele durante 23 anos até que, por uma indiscrição da minha tia, soube quem era meu pai e que estava vivo. Fui vê-lo. Comoveu-se ao me ver. Disse que nunca me reconheceu porque duvidava de sua paternidade. Deu-me a impressão de que talvez fosse homossexual. Estava muito só, bebia muito. Eu o visitei várias vezes".

Nessa primeira sessão, fizemos, as duas, uma lista dos pontos que seria importante trabalhar e, ao fazê-lo, comecei a sugerir, entremeando. Perguntei-lhe: "você concorda em primeiro lugar ACABAR com a ANGÚSTIA asfixiante que lhe incomoda tanto? Quando concordou, continuei: "para isto, é necessário JOGAR FORA todo esse RANCOR que sente contra sua mãe, contra Carlos e contra Gonzalo. E isto é muito fácil porque é um trabalho que sua RESPIRAÇÃO realiza ESPONTÂNEAMENTE desde já. Sinta sua respiração com todo o detalhe e repare como, cada vez que inspira, sua respiração integra tudo o que lhe faz BEM, colocando CADA COISA EM SEU LUGAR e repare como, quando expira, JOGA FORA tudo isso que, se ficasse dentro lhe faria MAL: o dióxido de carbono, o RANCOR, a ANGÚSTIA, tudo o que TEM QUE SAIR. Também JOGUE fora essas idéias obsessivas, que são o terceiro ponto que JÁ COMEÇAMOS, desde agora, com sua respiração, a RESOLVER". Ela acrescentou: "e a inveja". E a INVEJA - repeti - é parte de tudo isso que SAI através de sua respiração. E para que a INVEJA DESAPAREÇA de forma DEFINITIVA, é importante APRENDER que neste mundo as coisas não são brancas ou negras, mas que há MUITAS CORES, que Carlos ou Gonzalo ou seja quem for pode ter coisas boas e VOCÊ TAMBÉM, e os dois ESTAREM BEM, não é ou você ou eles, ou tudo ou nada, você acha que este é o quinto ponto? A inveja o quarto e este o quinto". Confirmou e continuei: "parece-me que também é importante APRENDER a distinguir quem é quem e DIFERENCIAR entre mamãe, Gonzalo, Carlos e você, para que assim saiba QUEM É SHARON e o que quer da vida. Seria o sexto ponto?" Concordou. "Parece-me que poderíamos ver também que tipo de RELAÇÃO você estabelece COM OS HOMENS, e TRANSFORMÁ-LA. São sete pontos, mas, para a próxima vez, pense se lhe ocorre mais algum".

Ficamos de nos ver semanalmente. O processo durou 13 sessões semanais que resumo a seguir e, seis meses depois, por um telefonema, soube que ia bem e estava para apresentar sua primeira exposição. Antes de apresentar o processo terapêutico, gostaria de fazer alguns comentários.

Desde o primeiro momento, comecei a sugerir mudança através da respiração. Nesse tipo de trabalho, não se pode dar ponto sem nó. Aconteça o que acontecer, faça o que fizer, é preciso utilizá-lo para iniciar a mudança. Enquanto, de acordo com minha sugestão, a angústia, o rancor, a inveja e as idéias obsessivas começavam a se eliminar pela respiração, enquanto se desencadeava um processo geral de integração, podíamos começar a trabalhar com os outros pontos.

Para mim é útil ter uma lista de problemas para resolver, que são como portas de entrada para outros tantos caminhos. Se sabemos que no inconsciente tudo está inter-relacionado e que qualquer coisa que mude, qualquer nó que se afrouxe e desamarre influi sobre a totalidade, cada um desses pontos é um fiozinho de onde se deve começar a puxar. Como se pode ver, não tentei fazer uma história clínica completa. Concentrei-me em definir o problema a partir dela e do meu ponto de vista. De acordo com isto, propus-lhe vários pontos para trabalhar.

Não quis fazer um diagnóstico formal. O que foi útil entender para organizar minhas intervenções, foi o seguinte. Parece que a família da paciente corresponde ao que o grupo de Milão denomina uma "família em transação psicótica"[1] e Maurizio Andolfi, uma "família rígida[2], onde se atua "como se", encobrindo a realidade ou melhor, mostrando uma realidade e escondendo outra. A que se mostra é a que "deve ser", que não tem mancha, a que se esconde é, com certeza, "a manchada". Nestas famílias, não se vêem as pessoas tal qual são, mas lhes são dados papéis: o marido que finalmente regressa à casa e a mulher que o espera, mas, como os loucos, não são bem vistos aí e, menos ainda, os alcoólatras, o avô, uma vez que cumpriu o regresso, é melhor enterrá-lo; a viúva, pobre mas digna; o pai respeitável e admirável que morreu, etc., e as relações entre os membros das famílias se dão em função destes papéis. Com certeza, os manuais são definidos e imutáveis. Por isso, Sharon confundia as pessoas, não havia aprendido a vê-las como seres individuais e diferentes, todas estavam assimiladas num mesmo papel: o outro rejeitador, que engana e tem tudo, enquanto ela não tem nada. Além disso, ela, a mãe e a avó eram as "abandonadas". A isto se soma o fato de ter vivências de desintegração, sentia-se dividida e não suportava a solidão.

Segunda sessão

Comentou, ao chegar, que tinha estado mais tranqüila, mas que algo "a obstrui" e a põe muito nervosa e cheia de ansiedade.

A partir do nervosismo e da ansiedade, que sentia como "uma sensação de vazio no estômago, como se a esmagassem, como mariposas no estômago e uma pressão no peito como se o "fatigasse", fizemos uma regressão.

Sharon descreveu, desta maneira, a cena onde chegou: "acabo de brigar com minha mãe, devo estar no terceiro período ou no primeiro ano primário, não sei se quero algo que não quer me dar... estou fazendo birra, gritando, chorando... diz que já não me suporta e que vai para a rua... diz que não vai voltar. Sinto que vou enlouquecer, corro até a cozinha com a minha avó gritando, abro a janela desesperada, chamo-a e, mesmo assim, ela vai embora. Minha avó tenta me acalmar, diz-me que minha mãe é assim, que está meio louca, mas que me ama. Estou desesperada acreditando que não vai voltar, arrancando as grades... sinto como se meu estômago se esvaziasse. Minha avó me acalma e me dá algo para comer".

Peço-lhe então que entre na cena e seja a mãe que essa garotinha precisa ter para crescer bem, SEGURA de ser QUERIDA pela sua mãe. Uma vez que ela me diz que já está tudo bem, que a garotinha está tranqüila e contente e que já desapareceram as sensações de nervosismo e ansiedade, começo a contar para frente para que a menina vá crescendo, SEGURA, SAUDÁVEL, bem, abraçada a sua mãe, a mãe que a AMA e que é a mãe QUE PRECISA ter, até que as duas se fundem em uma só Sharon. Ao contar "dez" se vê em sua casa, pintando, tranqüila.

Depois do transe, começa a falar do rancor que sente contra sua mãe, seu pai, Carlos e Gonzalo e como gostaria de vê-los sofrer. Seu pai, pelo menos, já sofre sua solidão, Carlos está mal de saúde, porém não tem raiva de que tenha voltado a se casar e tenha uma menina. Lembro a ela que, embora ainda não perceba, sua respiração está TIRANDO o RANCOR e tudo aquilo que, se ficasse dentro, lhe faria MAL, e que assim ESTÁ APRENDENDO que TODOS PODEM ESTAR BEM, para estar ELA BEM, independentemente de como estejam os outros.

Terceira sessão

Chegou dizendo que havia se sentido mal porque Gonzalo saiu da cidade: "tenho ataques de solidão assim que escurece. Estou intranqüila, como se algo fosse acontecer, como se um balão fosse estourar lá fora, mas o suficientemente perto para eu ouvi-lo ou como se um vaso fosse se partir. Estou apenas esperando uma situação que vai me assustar muito e então sinto asfixia, falta de ar como quando subo as escadas e interrompo para tomar ar suficiente. Minhas mãos suam e sinto um esmagamento no estômago. Houve também uma época em que me coçava a cabeça, tinha dermatite seborréica".

A partir dessas sensações, fizemos outra regressão contando de dez a um. Ao chegar o momento de origem do problema, apareceram várias cenas, que fomos reconstruindo uma por uma. Sharon as descreveu assim:

1) "Tenho 5 ou 6 anos e estou vendo televisão na sala, um programa de teatro que trata de uma mocinha órfã que é mandada a um orfanato e aí é hostilizada pelas colegas. Acaba se atirando pela janela. Tenho uma

sensação de asfixia e tento controlar o pranto, porque fico constrangida que os outros (mãe, tia, e avó) vejam que estou chorando". Pedi-lhe que entrasse novamente como a mãe dessa menina e que a fizesse sentir que a amava, que ela TINHA uma MÃE e exatamente a MÃE QUE PRECISAVA ter. Ela entrou na cena, abraçou a menina e disse que parasse de chorar para estar bonita, que ela era diferente porque tinha uma mãe. Falou e a abraçou até acalmá-la.

2) "Estou brigada com minha mãe, não sei porque e ela está ameaçando me bater... no lapso entre a palmada ou o bofetão e a ameaça, estou cheia de terror e angústia".

3) "Faço uma birra tão feia que minha mãe me enfia na água fria e tenho as mesmas sensações".

Sharon começou também a reconstruir estas cenas como a mãe de Sharon-menina, enquanto eu sugeria que estava APRENDENDO A AMAR e a SER AMADA. Quando tudo estava bem, sentou-se para ver televisão ao lado dela. Estando ali, lembrou que tinha fobia das mariposas negras, "uma sensação de terror que me faz chorar. Quando as vejo, quase desmaio". Sugeri-lhe, então, que permitisse aparecer o símbolo de seus recursos internos para acabar com o medo das mariposas negras. Na tela da televisão, apareceram uma rosa vermelha em botão e a mariposa negra. Em seguida, comentou angustiada "não posso juntá-las". Disse-lhe: "não tente fazer nada, apenas sinta sua respiração com todo detalhe e observe como sua respiração faz com elas, exatamente, o que é necessário fazer para que esse MEDO das mariposas DESAPAREÇA". Em seguida comentou: "o botão já se abriu bem grande e começa a perseguir a mariposa que foge... dão voltas, cada vez mais rápido, agora se vê como se fosse uma fita ao redor e, no centro, nada, como a roupa dentro da máquina de lavar... agora vão cada vez mais lento... e a mariposa negra se transformou numa dessas que se chamam labaredas, como as rainhas, e está chupando mel... e nós duas aplaudimos contentes".

Nunca interpretei que a mariposa negra representasse a mãe temida, ameaçante, que através das reconstruções de sua história, transformou-se numa boa mãe. Uma vez que concluí que haviam desaparecido as sensações com que definiu o ataque de solidão, continuei, contando agora de um a dez, enquanto sugeria que a história estava se reconstruindo e que Sharon crescia SEGURA porque sabia que era QUERIDA por sua mãe Sharon, que estava sempre com ela, DE DENTRO, porque AS DUAS ERAM agora UMA só. Ao chegar a dez, encontrou-se numa reunião com amigos onde havia uma mariposa negra e se surpreendeu de olhá-la sem terror e com vontade de ir afugentá-la. Eu a animei a fazê-lo sugerindo: "já PERDEU SEU SIGNIFICADO e agora é um simples animal feio como tantos outros". Parou e a espantou, e terminamos a sessão.

Quarta sessão

Durante a semana, andou pensando que sua mãe também tinha coisas boas e se sentia triste e culpada por ter tanta raiva dela: "Agora que sou grande, compreende-me e me apoia no que quero, com ela pude chorar, agüenta-me sem desmoronar, cuida de mim como sempre cuidou, quando vou a sua casa me prepara a comida que eu gosto e me tece suéteres. Quando menina, fazia-me roupas, levava-me a aulas de balé, brincava comigo e era muito acolhedora, ainda que tivesse crises de muita depressão e daí venham minhas broncas."

Nesse momento, Sharon já tinha começado a desfazer o nó das dicotomias, posto que via em sua mãe o bom e o ruim. Estava já resolvendo o quinto ponto de nossa lista, ao qual chegou, de forma indireta, através de seus medos, angústia e solidão.

Comentou também que esteve brigando com Gonzalo de uma forma diferente. Ele foi embora de casa e retornou, dias depois, desconcertado porque nunca a havia visto assim, tão segura e firme ao discutir. Enquanto ele esteve fora, saiu com dois amigos e percebeu, com muita clareza, como começava a ficar interessada em quem não ligava para ela e, em contrapartida, nem olhava para quem lhe dava atenção. Nesse momento, mudou e começou a conversar com este último e se sentiu bem. Comentei que estava APRENDENDO A SER AMADA e a querer quem lhe tratava bem. No entanto, disse-me, com Gonzalo eu criei uma situação conflituosa sem razão, e assim faço geralmente. Propus-lhe, então, que representasse numa metáfora qual era o problema de sua relação com Gonzalo.

Sharon descreveu assim o que apareceu: "eu sou uma fera, como uma leoa ou uma pantera que está sempre enfurecida, e há um domador que quer me dar chicotadas, e eu vou para cima dele e ele me dá outra mais forte, e eu vou para matar". Propus-lhe que observasse como sua respiração TRANSFORMAVA essa cena NA metáfora de uma RELAÇÃO SADIA como ela queria ter e, em seguida, disse-me: "transformei-me de pantera em gatinha angorá e estão me acariciando da cabeça ao rabo, meu amigo Horácio (o novo amigo) está me dando leite e, em outro momento, é Gonzalo... os dois muito carinhosos, alegres de me ver, pegam a minha patinha e eu estou tomando leite, muito tranqüila. O traje de domador se transformou numa calça de mescla e uma camisa xadrez".

Antes de terminar, comentou que as noites em que Gonzalo não esteve em casa, dormiu tranqüila, acompanhada de seu ursinho de pelúcia. Dizia-se "eu sou minha própria mãe e vou me cuidar" e preparava leite quente, como fazia a sua avó quando era menina e repetia para si mesma "com o ursinho não vai me acontecer nada". Não teve crises de solidão.

A sessão seguinte, faltou sem avisar. Talvez estivesse mudando muito rápido e se assustou. Necessitava um pouco de tempo para recuperar o equilíbrio.

Quinta sessão

Quando chegou, percebi que, depois de tanta mudança, havia dado um passo para trás, coisa que acontece com bastante freqüência. Quando isto acontece, comento que esta é a forma habitual de mudar na vida: damos vários passos para FRENTE e logo depois algum para trás, mas, em seguida, voltamos a ir PARA FRENTE e que, de todos os modos, nunca retornamos ao ponto de partida. O importante, assinalo, é que a tendência geral seja estar MELHOR. Além disso, cada passo para trás é um indicador de que aí há ainda algo a mais para ser consertado.

Sharon me disse: “estou preocupada porque me sinto entrando num redemoinho d’água que me atrai, ainda que só mergulhe o cabelo. Desde a quarta feira passada que não vim, estou muito agitada: voltei a fumar maconha, procuro me deitar com qualquer um e estou bebendo muito. Além disso, sinto raiva de Gonzalo”.

Tradicionalmente, esperar-se-ia que o terapeuta, surpreso com essas confissões, começasse a investigar em torno da maconha, o álcool ou a promiscuidade. Para mim, o importante é que ela via essas condutas como negativas, como indicadores de um retrocesso. Entendi, por essa teoria, que a presença de Gonzalo correspondia a um "como se" estivesse acompanhada. Assim que ele foi embora, ela procurou manter esse "como se" através da droga, do álcool e da promiscuidade. No entanto, se, nesse momento, eu passasse a investigar sobre os sintomas, perderia a oportunidade que estava me dando de entrar em seu inconsciente através da metáfora do redemoinho que ela me descrevia tão vivamente. Por isso, perguntei-lhe: "como é esse redemoinho? olhe-o". "É como uma água turva de rio", respondeu. Sugeri então "observe como sua respiração aparece como um símbolo de seus RECURSOS internos para PARAR esse redemoinho, TRANSFORMÁ-LO ou FAZER com ele O que seja NECESSÁRIO, para que você ESTEJA BEM". Apareceu uma pantera que se apoiou nas patas traseiras, enfiou as dianteiras no redemoinho e o parou. A seguir, pedi-lhe que me descrevesse como sentia a agitação no corpo e, a partir daí, fizemos outra regressão. Sentia-a como uma "dificuldade em respirar, como se não me entrasse ar pelos pulmões, como uma necessidade de me mexer, mexer com as mãos e os braços, sinto medo por toda parte do peito até o abdômen e é como se convulsionasse, como se o peito se contraísse e se dilatasse, sinto também necessidade de ter algo na boca, nos lábios e nos dentes".

Num certo ponto, Sharon me disse: "tenho quatro ou cinco anos, estou na sala da minha casa, chorando, minha mãe se fechou no seu quarto. Minha avó está me consolando com uma mamadeira que me davam quando já grande, com uma chupeta dura, era como uma bomba, uma super mamadeira e minha avó me dá para que não chore... sinto o sabor do mel, isso vai me acalmando... queria uma boneca, a queria desesperadamente, como se fosse a última oportunidade de tê-la". Outra vez, pedi que entrasse aí com Sharon-mãe e que fizesse o que fosse necessário para que essa menina APRENDESSE A ESPERAR, para ter o que necessitava, disse que tinha que lhe dar SEGURANÇA de que ela sempre estaria aí e que sempre teria o que precisasse. Quando a menina se tranqüilizou, haviam desaparecido todas as sensações desagradáveis, exceto a necessidade de ter algo na boca. Sugeri então, enquanto contava de um a dez para retornar ao momento atual, "essa necessidade de ter algo na boca CONTINUA DESAPARECENDO, à medida que a menina ESTÁ cada vez MAIS SEGURA internamente de que PODE ESPERAR e, um pouco mais tarde, TER o que quer, pode inclusive APRENDER A IMAGINAR e desfrutar que já tem o que quer". Este último, alude a recuperar o velho mecanismo que serve de base ao desenvolvimento da capacidade de retardar a satisfação e pelo qual o bebê aprende a esperar a mamadeira um instante, chupando o dedo e imaginando que já a tem.

Sexta sessão

Tinha falado com Gonzalo sobre a possibilidade de fazer uma terapia de casal. Ele se negou e Sharon comentou que, apesar de sentir que lhe subia a ira pelo peito ao ouvir sua negativa, não estourou como em outras ocasiões e acrescentou: "creio que diminuiu muito o rancor que sentia por ele; das idéias obsessivas e da ansiedade só me chegam clarões de vez em quando. Voltei a deixar a maconha e estou bebendo menos, mas ainda sinto a necessidade de ter algo nos lábios e apoiá-lo nos dentes". A partir dessa necessidade, sugeri que aparecesse o símbolo DISSO que produzia essa necessidade. Apareceram mamadeira, com bico molhado e com cheiro de leite e um vulcão muito alto com neve no topo e em erupção. O símbolo de seus recursos para transformá-los foi um crisântemo branco. Com sua respiração, o crisântemo começou a dar voltas em torno do vulcão, como que dançando o balé do quebra-nozes e, ao fazê-lo, o vulcão esfriava e se cobria de verde. Sugeri que toda a energia que ANTES servia para ESTOURAR, AGORA servisse para CRIAR VIDA e fazer crescer as plantas. A cratera continuou se fechando até que só ficou um orifício pequenino, então o crisântemo bebeu o leite e depois devorou a mamadeira e a jogou dentro do vulcão. A flor ficou mais branca e mais verde e seu talo e o vulcão se encheram de florinhas brancas de três pétalas com miolo amarelo como gema de ovo.

Em sessões anteriores, Sharon havia reconstruído sua história, fazendo-se ocupar o lugar da mãe que abandona, a mãe ameaçadora e a mãe que não dá. Através destes símbolos, estava agora reconstruindo e integrando as imagens da mãe boa (mamadeira) e a mãe ameaçadora (vulcão) e interiorizando-as ao ser ela o crisântemo.

Sétima sessão

Contente, comentou que estava pintando muito. A relação com Gonzalo estava distante, mas ela se sentia tranqüila. Estava conhecendo gente nova e queria trabalhar, nesta sessão, o problema de sua relação com os homens e a agressividade que sentia frente a eles, porque havia um rapaz que a interessava e tinha começado a procurá-la.

Sharon descreveu assim a metáfora que representava esse problema: "agora são duas renas travadas que estão se enfrentando". Com a respiração... "agora as renas estão pastando e colocam uma linha divisória em seu território, sem vantagem para um ou outro... agora observam como podem chegar a compartilhar alguns pedacinhos do terreno". Eu sugeri: "estão APRENDENDO a COMPARTILHAR, primeiro estão TRANQÜILOS porque estão separados, depois se observam e, finalmente, CONVIVEM e assim APRENDEM a COMPARTILHAR". Sharon continuou: "se observam na água e se vêem muito parecidos, ambos são chefes de uma manada... estão contando suas preocupações uns para os outros e percebem que têm mais semelhanças que diferenças... um conhece mais de umas coisas e outro de outras. Percebem que é absurdo dividir territórios porque é mais fácil sobreviver, se se juntarem as duas manadas para enfrentar os lobos... vão se aceitando cada vez mais... não estão de acordo sobre a melhor forma de se proteger dos lobos (sugiro: observe como APRENDEM a TRABALHAR suas DIFERENÇAS)... um explica ao outro, mas, sobretudo, brincam com suas crias, nadam no rio, divertem-se... são dois machos". Aí terminou o transe. Alguém poderia perguntar porque não promovi que as renas se convertessem em fêmea e macho antes de terminar o exercício. Não o fiz porque já havia acontecido uma mudança importante e, como o que fazemos sempre é desencadear processos, pressupomos que estes continuam e assim foi no exercício seguinte.

Propus-lhe que deixasse aparecer um símbolo que representasse ISSO que produzia nela a agressividade contra os homens e apareceu um animal com corpo de águia e cabeça de pantera. O símbolo dos recursos para transformar a ENERGIA que ANTES produzia a AGRESSIVIDADE em FORÇA que AGORA tinha A SEU SERVIÇO foi novamente uma rosa vermelha. A rosa se aproximou do animal e, com seu aroma, acalmou-o e o fez dormir, a seguir começou a acariciá-lo e a cobri-lo, transformando-se num casulo que o envolveu. Sharon comentou "converteu-o numa crisálida que ainda não sai, apenas está se transformando". Terminamos o transe sugerindo que essa transformação continuasse durante o tempo que fosse necessário.

Oitava sessão

Chegou contando que terminou definitivamente com Gonzalo. Agrediu-a ao criticá-la numa reunião social e quando ela quis falar com ele sobre isto, ele se negou a ouví-la. Sharon lembrou então muitas outras agressões semelhantes que havia recebido dele e, chorando, lembrou-se delas e pediu novamente que fizessem uma terapia de casal, ele se negou. "Desta vez agi diferente - comenta Sharon -, sem birras, sem explodir, pude falar e lhe dizer o que sentia e pensava. Ele ameaçou ir embora, disse-lhe que não o deteria, na realidade desejava que ele fosse sem discussões. Ele não ia, esperando que eu cedesse, mas não foi assim. Comecei a juntar suas coisas (Gonzalo vivia na casa dela) e quando acabei, pedi que fosse embora. Não queria, tive que mandá-lo embora. Quando se foi, senti-me muito bem, ainda que estivesse tremendo. Comecei a sentir minha respiração para que o medo fosse embora, e foi. Dizia-me: não vai acontecer nada, você é capaz de estar só, tem que haver dor, que remédio! E me acalmei". Pôde utilizar um recurso que aprendeu na terapia, a respiração, e não precisou de maconha, nem cama, nem álcool. "No dia seguinte, disse-me: agora estou só, posso pensar no bom e no ruim da relação com Gonzalo... e gostei de estar assim. Estava triste e tranqüila. Chorei por um momento, depois fui ao balé com uma amiga e conversei com ela". Sugeri que estava começando a APRENDER a escolher um PARCEIRO ADEQUADO. "Estou diferente, não procuro galãs compulsivamente, não faço birras e não vou cair no jogo da relação com Gonzalo. Não estou esperando que volte a me procurar para recebê-lo chorando e depois brigar outra vez".

Nona sessão

Sharon entrou me dizendo que estava surpresa do quão tranqüila havia passado a semana. Foi a uma reunião onde viu Gonzalo com raiva, observando-a, e teve medo que a agredisse ou que se aproximasse, dizendo que queria voltar, mas não aconteceu nada. Essa noite teve um pesadelo. "Sonhei que era chupada por um Drácula e acordei me dizendo que isto era um sonho, vou transformá-lo com a respiração que aprendi com Tereza; Drácula é educado, se não o convidam, não entra e, enquanto eu não lhe abrir a porta, estou a salvo do horror. Fechei os olhos, senti a respiração como aqui e me levantei da cama (no sonho) para fechar a porta e as janelas, para que o Drácula não pudesse entrar. Depois, voltei a dormir tranqüila".

Foi um passo muito importante para Sharon, ter incorporado como recurso para mudar, o que havíamos feito em sessão. Tudo isso, a forma como manejou as coisas com Gonzalo e o fato de que já estava há duas semanas tranqüila, apesar de haver terminado sua relação e estar só foram indicadores claros para mim de que o processo terapêutico podia terminar em breve, porque seu sucesso interno ia por um bom caminho. Já tínhamos desamarrado bastantes nós e construído caminhos com coração através das metáforas.

Nesta ocasião, quis que trabalhássemos, uma vez mais, sobre sua forma de se relacionar com os homens, "para não repetir a mesma história e escolher outro par inadequado". Propus outra metáfora e apareceu a seguinte: "sou uma galinha, vejo passar um frango muito feio e é como se me inclinasse a protegê-lo, digo a mim mesmo "pobre frango, vou abrigá-lo em minha asa..." e acontece que o frango não quer a proteção e começo a perseguí-lo certa de que somos um para o outro e, à força, o ponho debaixo da asa". Digo-lhe que observe como sua respiração ensina a galinha a se relacionar de uma forma saudável, diferente, e ela continua: "passam os galos pretos, grandões, elegantes, aproximam-se e querem conversar comigo, sabem quem sou. Já não me interessa o frango, dou-lhe alguma atenção e vou com os galos que querem que colaboremos, todos juntos, numa nova organização do galinheiro. Digo ao frango que estou indo fazer coisa de gente grande e que ele não pode ir. Passamos tudo a limpo, as caixas que já estão sujas, discutimos se se deve trocar, diariamente, a palha ou se é um gasto excessivo. Sinto-me muito à vontade com os galos, que reconhecem minhas capacidades". Peço-lhe (e sugiro) que observe como AGORA ATUA DIFERENTE quando passa um frango desprotegido. "Levo-o até a sua mamãe galinha, posso lhe dar um pouco de ternura, mas já não o quero deter. Um dia, apaixonei-me por um frango assim, a quem adorei como um

Deus... Horácio é um galo jovem, não é frango. Preocupa-se se continuo sem trabalho e me dá apoio".

Na metáfora das renas, o que aparecia como problema de sua relação com os homens era uma simetria exacerbada e agressão. Ela se via como macho. Este era o problema aparente, por baixo, estava a relação de complementaridade na qual ela, galinha adulta, separava e "protegia" franguinhos que depois via como Deus. Tanto Carlos quanto Gonzalo, dependiam economicamente dela, viviam em sua casa e a exploravam.

Décima sessão

Esta vez, Sharon chegou com um problema que já havia manifestado desde a primeira sessão e não havíamos trabalhado diretamente, a inveja. "Fiquei sabendo que um amigo meu vai se casar e, ainda que esteja tranqüila sem Gonzalo, me dói o estômago de raiva porque ele vai se casar e eu não. Sinto muita tensão no corpo todo, vontade de agredir com as mãos, vontade de enfiar as unhas, de arranhar, de apertar". Perguntei-lhe pela metáfora que representava o problema de sua relação invejosa com os outros. Respondeu: vejo vir correndo um gladiador romano gigantesco que vai me pisar e eu sou como uma formiga". Ao sentir a respiração, comentou: "começo a crescer como se inchasse e, conforme vai se aproximando, vejo que é agradável e bonito e que simpatizo com ele... começamos a conversar".

Até agora havíamos trabalhado com metáforas e símbolos, desfazendo nós, fazendo caminhos, e com regressões, reconstruindo a história. Nesse momento em que tudo já fluía com facilidade, começamos a utilizar ensaios, para reafirmar a mudança. Propus-lhe que reconstruísse a cena em que seu amigo se casava, vivendo-a AGORA de uma forma nova e DIFERENTE. Uma vez que conseguiu, continuamos ensaiando com outras situações onde ANTES tinha INVEJA e AGORA, tudo isso que antes a fazia sentir INVEJA, AGORA a fazia se sentir BEM porque JÁ HAVIA MUDADO internamente o que era necessário mudar para que estivesse bem. Em todas as cenas, sentiu-se bem e consideramos que a inveja já tinha desaparecido. Pode parecer muito fácil e, na realidade, foi. Devido a todo o trabalho prévio que tínhamos feito, por tantos nós já desatados, caminhos que ficaram para trás e muitos mais que se reconstruíram e agora já avançavam para frente.

Décima primeira sessão

Chegou sorridente, contando que se sentia tão tranqüila, que até deixou de fumar. Está saindo com Horácio e tudo vai bem, como com as renas e os galos. Comenta: "quero estar assim... tenho estado consertando velhas diferenças que tinha com vários amigos, como fizeram as renas e os galos. Perdi a sensação de orfandade. O único problema que tenho agora é que me incomoda a relação entre minha avó, minha mãe e minha tia; é uma relação muito viciada e cheia de rancor".

Para o momento, os grandes nós em nível intrapsíquico estavam resolvidos. O que Sharon comenta, agora, corresponde mais ao plano inter-racional. Para resolvê-lo, fizemos vários ensaios nos quais via-se "APRENDENDO A DESFRUTAR estar COM ELAS, apesar de serem COMO SÃO". Tudo funcionou bem e terminamos a sessão. Foi embora sorridente e tranqüila como chegou.

Décima segunda sessão

A mãe de Gonzalo lhe telefonou para lhe pedir que voltasse com ele, porque ele estava muito mal. Disse-me: Estou assustada porque, quando a escutei, creio que uma parte minha queria voltar com ele, ainda que saiba que me faz mal. Já aprendi a estar só, mas é como se essa parte minha tivesse um capricho". Pedi-lhe que deixasse aparecer uma metáfora que representasse isso que ela sentia e apareceram duas, que Sharon descreveu assim:

1) "É um passarinho pequeno que apenas está começando a voar. Quer tirar uma minhoca que não sai, é uma raiz e, quanto mais trabalho lhe dá, mais se esforça em arrancá-la. Já machucou o bico, em vez de ir buscar

minhocas em outro lugar". Quando Sharon começou a sentir sua respiração, observou: "decidiu morder em vez de puxar e já percebeu que não é uma minhoca, e já a deixou. Ainda que lhe desse medo, começou a fazer piruetas no ar. Está aprendendo a voar e sua perspectiva é mais ampla. Foi até as margens de um rio sulfuroso, medicinal, e está tratando do bico: toma água e belisca coisas mais suaves... pouco a pouco o bico e a língua vão se curando... cada vez está mais contente. Só tem comido ervilhas e insetos, que são mais suaves. Está aprendendo a reconhecer as minhocas e vê-las movendo-se e, quando já tem certeza, lança-se sobre uma delas. JÁ APRENDEU A VOAR E A DISTINGÜIR ENTRE RAÍZES E MINHOCAS (o entremeamento é dela). Já tem penas grandes nas asas, mudou a plumagem. Já é um pássaro adulto. Está procurando os galhos adequados para fazer seu ninho... encontrou outro passarinho".

2) "Um operário está batendo com um martelo numa pedreira e, a cada golpe, as pedras que rebatem estão lhe machucando, cingindo todo seu corpo, porém, segue com desespero sua faina; as mãos lhe sangram pelo esforço. Está muito angustiado, sente-se impotente, mas, em lugar de ir buscar outra ferramenta, está suscetível". Quando começou a sentir sua respiração, o operário... "chegou num momento de esgotamento, parou para pensar e reconheceu: eu não estou falhando,

o que acontece é que essa ferramenta não é para essa pedra. Lava-se, refresca-se, pensa um pouco, tenta novamente e não consegue e diz consigo mesmo: eu não estou mal, sei golpear, mas isto é para uma carga de dinamite. Não é caso de me desfazer em algo inútil, sou forte, tenho habilidades, destreza... coloca as cargas explosivas na quantidade adequada, porque sabe usá-las... mais tarde terá oportunidade de demonstrar que é forte, por enquanto está comendo, tranqüilo, já nem se lembra das contusões. Seus músculos esfriam e começam a doer, então vai até uma clínica para que o curem. Sabe que tem que se cuidar. Não vai poder trabalhar amanhã por estado suscetível. O doutor lhe diz que vai ver como evolui e que, por hora, se cuide, mas logo vai estar bem. Lembra a lição da pedreira".

Nas duas metáforas, vê-se, muito bem, como Sharon resolveu sua relação com Gonzalo: aprendeu que não era para ela, deixou de se machucar, voou à pedreira (terminou a relação) com a carga de dinamite (agressão) adequada, curou-se e, enquanto o fazia, não se envolveu em nenhuma outra relação (o pássaro só come ervas e o operário deixou para, mais tarde, provar suas habilidades e ambos aprenderam da experiência). O passarinho cresceu e formou um casal; o operário sabia que era forte e capaz.

Décima terceira sessão

Sharon chega contente e dizendo: tenho estado bem, vi Gonzalo duas vezes e me senti tranqüila, estou saindo com dois amigos, a relação com minha mãe está melhor... já não vivo os maus momentos como fatais... estou gostando de ser solteira". Concluímos que é o momento de terminar o processo e lhe proponho, para fechar, trabalhar com a metáfora de uma árvore. Esta idéia a tomei de Daniel Aráos, que comenta que A. M. Pelletier's a propõe para fortalecer o Eu[3]. Atualmente, utilizo-a, com bastante freqüência, para reforçar qualquer processo de aprendizagem, crescimento e mudança:

> Com os olhos abertos ou fechados, quero que imagine uma árvore GRANDE E FORTE, BONITA... pode ser qualquer árvore, o que importa é que seja grande e bonita... já a tem aí? Observe em que lugar está, se está só ou acompanhada, que hora do dia ou da noite é... sinta a temperatura desse lugar sobre a pele, olhe as cores, as imagens... aproxime-se até estar sob sua sombra e desde aí olhe-a... toque-a... cheire-a... eu não sei como é a sua árvore, mas todas as árvores têm raízes debaixo da terra e, em outras, uma parte sai e fica à mostra... as raízes servem à árvore para sustentá-la FIRME e SEGURA em seu lugar, apesar dos ventos e das tempestades... com

as raízes também, a árvore toma ao seu redor O QUE PRECISA para CRESCER. E isso que toma, transforma em seiva que sobe pelas raízes até o tronco, esse tronco duro que leva seiva suave por dentro. E o tronco com a seiva se faz cada vez mais grosso, MAIS FORTE, porque a árvore está CONTINUAMENTE CRESCENDO, sem parar, ainda que ninguém perceba... se deixar de ver uma árvore por muito tempo, pode perceber o quanto CRESCEU... e agora, se você se aproximar mais da árvore e vê-la de perto, se der voltas em torno dela, olhando-a, poderá perceber como em sua casca há FERIDAS que estão CICATRIZANDO ou marcas que, em outro tempo, foram feridas... feridas que talvez colocaram em perigo a vida da árvore, mas a árvore SOBREVIVEU e as FERIDAS CICATRIZARAM e agora são lembranças, já SEM DOR desses MAUS MOMENTOS que já PASSARAM, e a árvore CRESCEU e SE FORTALECEU com eles... e as outras FERIDAS já estão CICATRIZANDO... e se olhar para cima poderá ver os diferentes verdes que a folhagem dessa árvore tem, verdes escuros de folhas maduras, verdes claros e brilhantes de folhas novas... porque a árvore está CONTINUAMENTE MUDANDO e renovando sua folhagem... seca e JOGA FORA as folhas que já NÃO SERVEM e FAZ CRESCER NOVAS, as que precisa a cada momento... e seca e joga fora as folhas com toda a tranqüilidade. Porque sabe que, se precisar, pode voltar a fazê-las crescer... e se prestar atenção, talvez possa ver uma folha seca que cai arrancada pelo vento até o chão, onde, talvez, haja mais folhas secas... e as folhas secas caem no chão e aí se INTEGRAM à terra e servem novamente de alimento à árvore que as transforma em seiva para CRESCER, para CICATRIZAR feridas, para criar novas folhas e também para DAR FRUTOS... eu não sei que tipo de árvore é a sua, mas as árvores que dão FRUTOS tem frutos que AMADURECEM, frutos que ficam verdes e frutos que apodrecem e caem... e os frutos que AMADURECEM, amadurecem porque outros ficaram verdes... e os frutos que apodrecem e caem, também se INTEGRAM à terra e servem novamente de alimento à árvore para CRESCER... assim É A VIDA, assim é a Natureza, assim são as árvores... e agora respire profundamente o cheiro de sua árvore, deixe que entre dentro de você e lhe encha com cada respiração, toque-a, sinta-a, olhe-a, encha-se com suas texturas, suas cores, suas formas e deixe que SE INTEGRE a você, sinta-a por dentro... VOCÊ JÁ SE DEU CONTA como sente AGRADÁVEL em seu corpo ter uma árvore dentro e SER UM com ela?... esta árvore é parte sua desde agora e para sempre, sempre

> CRESCENDO, sempre SE RENOVANDO, sempre DANDO FRUTOS, sempre CICATRIZANDO feridas, COM CADA RESPIRAÇÃO... com cada respiração a árvore TOMA o que lhe faz BEM para viver e faz CRESCER NOVAS FOLHAS, e com cada respiração a árvore também TIRA as FOLHAS SECAS e os FRUTOS PODRES, para que se REINTEGREM à terra e lhe sirvam novamente de alimento, COM CADA RESPIRAÇÃO, cada vez que o ar passe através de sua boca ou de seu nariz, entrando ou saindo, com cada respiração e PARA SEMPRE... e agora, quando quiser, pode ir ABRINDO OS OLHOS e GUARDANDO dentro de si todas as LINDAS SENSAÇÕES que tem NESTE MOMENTO.

Esta, como todas as metáforas, tem sentidos universais que são os que destaquei através dos entremeados. Como todas as metáforas, a árvore evoca também significados que são relevantes para cada um: para A. M. Pelletier's que a criou, para Daniel que a retomou em seu livro, para Sharon, para mim que a escrevi, para cada pessoa que a escute e para cada um dos leitores... Sem mais comentários, deixemos que o que temos absorvido, cada um, até aqui, com nossas próprias raízes, faça-nos CRESCER, RENOVE nossa folhagem, ajude a CICATRIZAR nossas FERIDAS e continue DANDO FRUTOS COM CADA RESPIRAÇÃO.

Referências bibliográficas.

1. SELVINI-PALAZZOLI, Mara; BOSCOLO, Luigi; CECCHIN, Gianfranco; PRATA, Giuliana. *Paradoja y contraparadoja*: un nuevo modelo en la terapia de la familia a transación esquizofrénica. Argentina: A.C.E., 1982, pp. 29-42. Em português: *Paradoxo e contra paradoxo*. São Paulo: Cultrix, 1987.
2. ANDOLFI, Maurizio. *Detrás de la máscara familiar*. Argentina: Paidós, 1984, pp. 15-27. Em português: ANDOLFI, Maurizio et al. *Por trás da máscara familiar*: um novo enfoque em terapia de família. Porto Alegre: Artmed, 1989.
3. Comunicação pessoal.

BIBLIOGRAFIA

AMERICAN PSYCHIATRIC ASSOCIATION, *Diagnostic and Statistical Manual of Mental Disorders (Third Edition) D.S.M.-III*, Washington, 1980.

ANDOLFI, Maurizio, *Detrás de la máscara familiar*, Paidós, Buenos Aires, 1984.

_____, *Terapia Familiar*, Paidós, Argentina, 1984.

ARAOZ, Daniel L., *Hypnosis and Sex Therapy*, Brunner/Mazel, New York, 1982.

_____, *The New Hypnosis*, Brunner/Mazel, New York, 1985.

ARDILA, Alfredo, *Neurolingüística. Mecanismos cerebrales de la actividad verbal*, Trillas, México, 1984.

_____, *Psicofisiología de los procesos complejos*, Trillas, México, 1982

_____, *Psicología de la pecepción*, Trillas, México, 1980.

ASIMOV, Isaac, *Los egipcios*, Alianza Editorial, México, 1986.

BACHELARD, Gastón, *El aire y los sueños. Ensayo sobre la imaginación y el movimiento*, Fondo de Cultura Económica, México, 1986.

BARBER, Joseph, "The Irony of the Ericksonian Legend: The Power of Hypnosis", em *Developing Ericksonian Therapy. State of the Art*, Jeffrey K. Zeig e Stephen R. Lankton, Eds., Brunner/Mazel, New York, 1988.

BATESON, Gregory, *Pasos hacia una ecología de la mente. Una aproximación revolucionaria a la autocomprensión del hombre*, Carlos Lohlé, Argentina, 1976.

_____, "Forma, sustancia y diferencia", em *Pasos hacia una ecologia de la mente. Una aproximación revolucionaria a la autocomprensión del hombre*, Carlos Lohlé, Argentina, 1976, pp. 479-495.

_____, *Espíritu y naturaleza*, Amorrortu, Argentina, 1979.

CASTANEDA, Carlos, *Las enseñanzas de Don Juan*, Fondo de Cultura Económica, México, 1989.

COGLIATI A., Lusa, *The Medieal Health Handbook. Tacuinum Sanitatis*, George Braziller, New York, 1976.

DAVIS, Flora, *La comunicación no verbal*, Alianza Editorial, España, 1985.

DE MICHELI SERRA, Alfredo, "Epitemología en medicina", em *Ciencia y desarrollo*, Publicación del Consejo Nacional de Ciencia y Tecnologia (CONACYT), No.79, Ano XIV, México, 1988.

EDELSTIEN, Gerald M., *Trauma, Trance and Transformation. A Clinical Guide to Hypnotherapy*, Brunner/Mazel, New York, 1981.

ERICKSON, Milton H., *Mind-Body Communication in Hypnosis. The Seminars, Workshops and Lectures of Milton H, Erickson*, Volume II, Irvington, New York, 1986.

_____, e Ernest L. Rossi, *The February Man: Evolving Consciouness and Identity in Hypnotherapy*, Brunner/Mazel, New York, 1989.

ERICKSON, Erik H., *Infancia y sociedad*, Hormé, Buenos Aires, l983.

FINKELSTEIN, Selig, "Adverse Effects After Exposure to Lay Hypnosis in a Group Setting: A Case Report", em *American Journal of Clinical Hypnosis*, The American Society of Clinical Hypnosis, vol. 32. No. 2, 1989, pp. 107-109.

FREUD, Anna, *Psicoanálisis del desarrollo del niño e del adolescente*, Paidós, Argentina, 1976.

FREUD, Sigmund, *La interpretación de los sueños*, Obras completas, vols. IV e V, Amorrortu, Argentina, 1979.

_____, *Duelo e melancolía*, Obras completas, vol XIV, Amorrortu, Argentina,1979, pp. 235-256.

_____, *Lo inconciente*, Obras completas, vol XIV, Amorrortu, Argentina, 1979, pp. 153-214.

_____, *El yo y el ello*, Obras completas, vol.XIX, Amorrortu, Argentina, 1979, pp. 2-66.

_____, *Inhibición, síntoma y angustia*, Obras completas, vol. XX, Amorrortu, Argentina, 1979, pp. 71-164.

GILLIGAN, Stephen G., *Therapeutic Trances. The Cooperation Principle in Ericksonian Hypnotherapy*, Brunner/Mazel, New York, 1987.

GRINBERG, León, *Culpa y depresión. Estudio psicoanalítico*, Alianza Editorial, España, 1983.

GRINDER, John e Richard Bandler, *Trance-formations. Neuro-Linguistic Programming and the Structure of Hypnosis*, Real People Press, Utah, 1981.

HOFSTÄDTER, Douglas R., *Gödel, Escher, Bach: una eterna trenza dorada*, CONACYT, México, 1982.

JOHNSON, Lynn D., "I am Now Talking with Your Right Hemisphere: A Critical Evaluation of the Lateralization Hypothesis", em *Ericksonian Psychotherapy. Volume I: Structures*, Jeffrey K. Zeig Ed., Brunner/Mazel, New York, 1985, pp. 448-458.

KEENEY, Bradford P., *Estética del cambio*, Paidós, Argentina, 1987.

LAPLANCHE, Jean e Jean B. Pontalis, *Diccionario de Psicoanálisis*, Labor, España, 1968.

LEVETON, Alan F., "Between: A Study Showing the Relationships Between Erickson, Winnicott and Bachelard", em *Ericksonian Psychotherapy. Volume II: Clinical Applications*, Jeffrey K. Zeig Ed., Brunner/Mazel, New York, 1985, pp. 515-531.

LURIA, A.R., *Las funciones corticales superiores del hombre*, Fontamara, México, 1986.

LYONS, Albert S. e Joseph R.. Petrucelli, *Historia de la medicina*, Doyma, Barcelona, 1984.

MACHADO, Antonio, canta Joan Manuel Serrat, "Cantares", em

Dedicado a Antonio Machado poeta, Lado "A". Discos Capitol.

MAHLER, Margaret S., *Simbiosis humana: las vicisitudes de la individuación. I. Psicosis infantil*, Joaquim Mortiz, México, 1986.

MARTINEZ P. Braulio e Asís Moisés, *Hipnosis. Teoría, métodos e técnicas*, Editorial Científico-Técnica, La Habana, 1989.

McHOVEC, Frank, "Hypnosis Complications, Risk Factors and Prevention", *American Journal of Clinical Hypnosis*, The American Society of Clinical Hypnosis, vol. 31, No. 1. 1988, pp. 40-49.

MILLS, Joyce C. e Richard J. Crowley, *Therapeutic Metaphors for Children*, Brunner/Mazel, New York, 1986.

O'HANLON, William H. e James Wilk, *Shifting Context. The Generation of Effective Psychotherapy*, Guilford Press, New York, 1987.

O'HANLON, William H., "Solution-Oriented Therapy: A Megatrend in Psychotherapy", em *Developing Ericksonian Therapy: State of the Art*, Jeffrey K. Zeig e Stephen R. Lankton, Eds., Brunner/Mazel, New York, 1988, pp. 93-111.

_____, *Raíces profundas. Principios básicos de la terapia e de la hipnosis de Milton Erickson*, Paidós, Argentina, 1989.

OSTROSKY, SOLIS, F., e Alfredo Ardila, *Hemisferio derecho y conducta. Un enfoque neuropsicológico*, Trillhas, México, 1986.

PEREZ GOMES, Augusto, "Alteraciones perceptuales", em A. Ardila, *Psicología de la percepción*, Trillas, México, 1980, pp. 335-355.

ROBLES, Teresa, "Dos tigres aprenden a pelear: elaboración de la simetría en una pareja a través del trance", *Psicoterapia y familia*, Revista de la Asociación Mexicana de Terapia Familiar, A.C.,vol. 1, 1988, pp. 29-35.

_____, *La Magia de Nuestros Disfarces*, Alom Editores, México, 1993.

ROGERS, Carl R., "Rogers, Kohut, and Erickson: A Personal Perspective on Some Similarities and Differences", em *The Evolution of Psychotherapy*, Jeffrey K. Zeig Ed., Brunner/Mazel, New York, 1987, pp. 179-187.

ROOSI, Ernest L., *Dreams and the Growth of Personality. Expanding Awareness in Psychotherapy*, Brunner/Mazel, New York, 1985.

_____, Ed., *The Collected Papers of Milton H. Erickson on Hypnosis*, Vol. I: "The Nature of Hypnosis and Suggestion by Milton H. Erickson", Vol. II: "Hypnotic Alteration of Sensory Perceptual and Psychophysiological Processes", Vol. III: "Hypnotic Investigation of Psychodynamic Processes", Vol. IV: Innovative Hypnotherapy", Irvington, New York, 1980.

ROSEN, Sidney, *Mi voz irá contigo. Los cuentos didácticos de Milton H. Erickson*, Paidós, Argentina, 1986.

_____, "What Makes Ericksonian Therapy so Effective?", em *Developing Ericksonian Therapy: State of the Art*, Jeffrey K. Zeig e Stephen R. Lankton, Eds., Brunner/Mazel, New York, 1988, pp. 5-21.

SAGAN, Carl, *Los dragones del edén. Especulaciones sobre la evolución de la inteligencia humana*, Grijalbo, México, 1984.

SATIR, Virginia M., "The Tools of the Therapist" em *Developing Ericksonian Therapy: State of the Art*, Jeffrey K Zeig e Stephen R. Lankton, Eds., Brunner/Mazel, New York, 1988, pp. 513-523.

SCHMIDT, Günther e Bernhard Trenkle, "An Integration of Ericksonian Techniques with Concepts of Family Therapy", em *Ericksonian Psychotherapy. Volume II: Clinical Applications*, Jeffrey K. Zeig Ed., Brunner/Mazel, New York, 1985, pp. 132-154.

SEGAL, Hanna, *Introdución a la obra de Melanie Klein*, Paidós, Argentina, 1977.

SELVINI-PALAZZOLI, M., L. Boscolo, G. Cecchin e G. Prata, *Paradoja y contraparadoja. Un nuevo modelo en la terapia de la familia a transación esquizofrénica*, A.C.E., Argentina, 1982.

TAPIA, Ricardo, *Las células de la mente*, Fondo de Cultura Económica,

México, 1987.

VON BERTALANFFY, Ludwig, *Teoría general de los sistemas*, Fondo de Cultura Económica, México, 1968.

VON FOERSTER, Heinz, "Construyendo una realidad", em *La realidad inventada*, comp. Paul Watzalawick, Gedisa, Argentina, 1988, pp. 38-56.

VON GLASERSFELD, Ernst, "Intrdución al constructivismo radical", em *ibid.*, pp. 20-37.

WALLAS, Lee, *Stories for the Third Ear Using Hypnotic Fables in Psychotherapy*, W.W., Norton and Company, New York, 1985.

WATZLAWICK, Paul, *¿Es real la realidad? Confusión, Desinformación, Comunicación*, Herder, España, 1981.

_____, John H. Weakland e Richard Fisch, Cambio, Herder, España, 1982.

WATZLAWICK, Paul, *El Lenguaje del cambio*, Herder, Barcelona, 1983.

_____, "If You Desire to See, Learn How to Act", em *The Evolution of Psychotherapy*, Jeffrey K. Zeig Ed., Brunner/Mazel, New York, 1987, pp. 91-100.

_____, comp., *La realidad inventada*, Gedisa, Argentina, 1988.

_____, "Profecías que se autocumplen", em *La realidad inventada*, comp. P. Watzlawick, Gedisa, Argentina, 1988, pp. 82-98.

WILK, James, "Ericksonian Therapeutic Patterns: A Pattern Which Connects", em *Ericksonian Psychotherapy. Volume II: Clinical Applications*, Jeffrey K. Zeig Ed., Brunner/Mazel, New York, 1985, pp.210-233.

ZEIG, Jeffrey K., *Experiencing Erickson: An Introduction to the Man and his Work*, Brunner/Mazel, New York, 1985.

_____, *Un seminario didáctico con Milton H. Erickson*, Amorrortu, Argentina, 1985.

EDITORA DIAMANTE

NAS PRÓXIMAS PÁGINAS
CONHEÇA OUTROS TÍTULOS
DA EDITORA DIAMANTE

ABRINDO PORTAS COM AMOR

Angela Cota e J. Augusto Mendonça

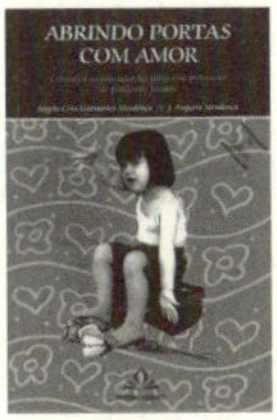

"*Abrindo Portas com Amor* é um livro dirigido aos pais onde, através de relatos simples, sobre temas universais, Angela e J. Augusto oferecem aos pais exemplos práticos e dicas úteis para enfrentar situações do dia a dia.

- Teresa Robles, México

Há pessoas que querem ser pais. Há pessoas que têm vocação para serem pais. Há pessoas, e são muitas felizmente, que, sozinhas ou unidas, se dispõem a cuidar, a nutrir, a formar, a ajudar a crescer. Essas pessoas se sentem satisfeitas por verem o outro se fazendo feliz. Este livro não é uma obra do acaso. Ele traz uma mensagem universal: o amor. Leia-o. Leia com carinho. Leia com amor. E se disponha também a ajudar. E se disponha a fazer alguma diferença aqui na terra, no nosso planeta, no nosso país, no nosso estado, em nossas cidades, em nossos lares.

COMPREENDENDO A DEPRESSÃO

Michael D. Yapko

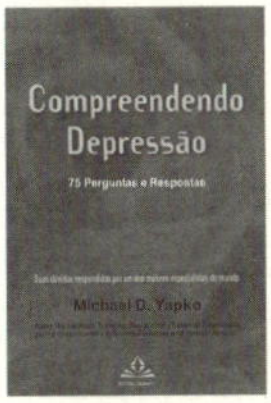

Este livro é composto por 75 perguntas que apresentam, em linguagem simples e objetiva, descobertas recentes da pesquisa sobre depressão relacionadas ao cotidiano de todos nós.

Compreendendo a Depressão espera despertar no leitor um entendimento de como a depressão nos afeta para, dessa forma, poder lidar com a própria depressão ou ajudar outras pessoas a lidar com sua depressão.

TERAPIA FEITA SOB MEDIDA

Teresa Robles

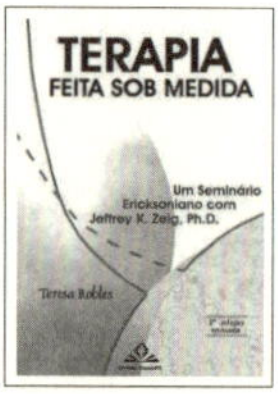

Este livro é a transcrição de um seminário realizado pelo Dr. Jeffrey K. Zeig, PhD, em que nos ensina a fazer uma criteriosa avaliação para determinar os rumos do processo terapêutico, apresentando as técnicas a serem usadas e, finalmente, ensinando como conduzir o processo de terapia para que ele seja experiencial e para que as intervenções sejam efetivas. Ao longo do livro ele vai ensinando os terapeutas a fazer uso do princípio de utilização de forma prática e elegante.

GRUPO DE CRESCIMENTO

Teresa Robles

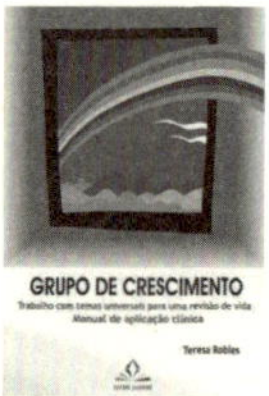

Grupo de Crescimento, o sexto livro da Dra. Teresa Robles em Português, pode ser considerado um pioneiro do trabalho Ericksoniano com grupos. Nele, a genialidade da Dra. Teresa Robles se faz presente, ampliando, avançando dentro do legado de Milton H. Erickson.

A experiência do trabalho com Grupo de Crescimento no Instituto Milton H. Erickson de Belo Horizonte tem alcançado resultados excelentes. Os clientes falam de mudanças muito significativas em suas vidas. Os exercícios trabalham o simbólico, metaforicamente, de forma indireta e as mudanças ocorrem internamente.

AUTO-HIPNOSE
Aprendendo a caminhar pela vida
Teresa Robles

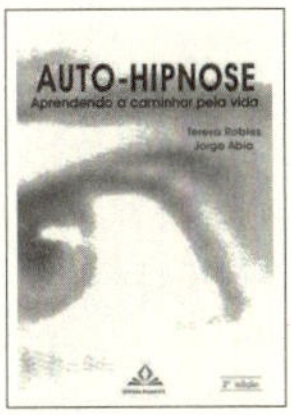

Este livro inicia uma série de MANUAIS DE AUTO-HIPNOSE.
Está escrito para se ler desfrutando, sem esforço. Está escrito para se ler desde a introdução. Já, desde aí, começa a falar coisas que são úteis para você *ir aprendendo a caminhar pela vida*. Mas, você pode, também, começar por qualquer lugar. Ele foi escrito para lhe dar ferramentas seguras e naturais, para que *você viva desfrutando mais cada momento*. De fato, você já conhece essas ferramentas, você as tem usado de alguma maneira, sem sabê-lo. Neste livro, a autora ensina a utilizar as ferramentas, para que você possa fazê-lo quando você necessitar, em sua vida diária.

REVISANDO O PASSADO
PARA CONSTRUIR O FUTURO
Teresa Robles

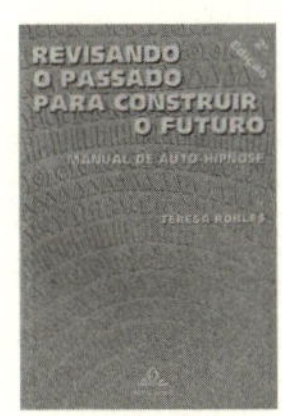

Este é um dos livros da série de MANUAIS DE AUTO-HIPNOSE.
Ele surge de um ensaio autobiográfico, em que Teresa compartilha conosco suas experiências de vida e suas aprendizagens nas várias fases de seu processo de amadurecimento psíquico. Este também é um livro de auto-hipnose que convida o leitor a olhar para dentro de si mesmo, a cada linha, a cada exercício. Os exercícios estão esboçados para colocar você, de maneira eficaz, em contato com seus recursos internos, para abrir portas e encontrar caminhos e, assim, resolver as dificuldades pendentes, saudavelmente, protegidamente.

RESGATANDO A MAGIA DA VIDA

Joyce C. Mills

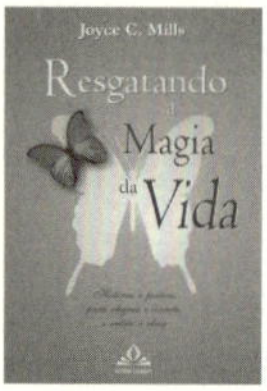

Uma borboleta não nasce borboleta. Assim como a lagarta aguarda o momento certo para sua transformação, nós também precisamos de um tempo para nos preparar para a mudança. Começamos a nos sentir mais seguros com as aprendizagens e habilidades que temos dentro de nós, dentro do nosso próprio casulo e a transformação interior acontece. Podemos dar aquele salto de fé para mudarmos de emprego, matricular naquele curso que pensávamos faz tempo, iniciar uma nova amizade ou relação, ou fazer uma viagem há muito tempo desejada. Qualquer que seja a ação exterior almejada, estamos prontos para voar com nossas asas de segurança e coragem.

A MAGIA DE NOSSOS DISFARCES

Teresa Robles

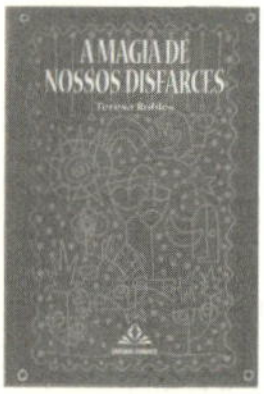

Nesse livro, a Dra. Teresa Robles descreve a magia e os limites de nossos disfarces e mostra que o importante não é tanto nos livrarmos deles, mas sermos capazes de mudar de disfarce de acordo com os contextos específicos de cada momento de nossas vidas. Se a terapia é a experiência que nos ensina a usar disfarces apropriados nas diferentes situações que a vida nos apresenta, o terapeuta deve aprender, ele mesmo, a fazê-lo. Este é um livro que realmente pode ajudar um terapeuta a adquirir a maestria de tal arte.

FAZENDA ESPERANÇA
Histórias que ajudam pequenos e grandes
Cecilia Fabre (ed.)

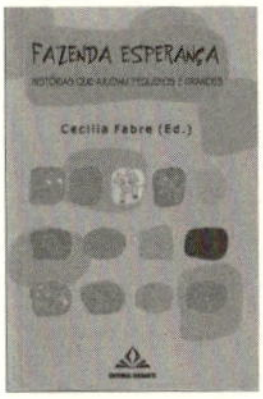

Quando conheci o livro *Fazenda Esperança, achei que valia a pena ler o livro, pois este poderia ser um instrumento para o trabalho com as crianças que atendo. Além disso, trabalho com grupos de orientação de pais, e sempre é bom encontrar um livro que seja bom para os pais lerem para os filhos, pois essa pode ser uma maneira bastante saudável de interação entre eles. E qual não foi a minha surpresa quando percebi que fui tocada pela leitura. Não sei dizer ao certo quanto e como fui tocada. Mas sei que me emocionei.*

Eu o convido, agora, a ler *Fazenda Esperança. Leia e releia as histórias despreocupadamente, curioso(a) para descobrir o que se transforma em você, deixando que se resolva o que precisa ser resolvido.*

- Angela Cota

HOMENAGEM A ELIZABETH MOORE ERICKSON
Mulher extraordinária, profissional, esposa, mãe e companheira.
Marilia Baker

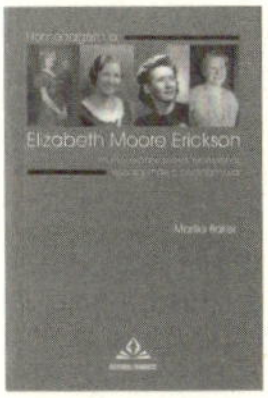

Contar histórias é uma arte. Ser transformado por elas é um privilégio. Marília Baker segue com maestria os passos de Elizabeth Moore Erickson e de Milton H. Erickson, ao escrever esta obra. E nos presenteia com um relato que nos remete à nossa própria história, aos nossos sonhos, aos nossos desafios. Uma história de pessoas com valores muito nobres, de esforços e conquistas, de companheirismo e cooperação, com uma visão positiva da vida e uma maneira de encontrar soluções produtivas e inovadoras para os problemas cotidianos, sempre acreditando que se pode aprender muito com essas situações que a vida nos apresenta.

EDITORA DIAMANTE

Para saber mais sobre nossos títulos e autores ou nos enviar
seus comentários sobre nossos livros entre em contato:
Telefone: (31) 2515-6070 - Fax: (31) 3344-8447
E-mail: diamante@ericksonbh.com.br

Este livro foi impresso em papel
POLEN BOLD NATURAL 90 grs,
com coloração levemente amarelada
para maior conforto na leitura.
Impresso na Artes Gráficas Formato Ltda.